现代医院管理模式探究

闫洁 ◎著

Exploration of Modern Hospital Management Model

中国出版集团
中译出版社

图书在版编目（CIP）数据

现代医院管理模式探究 / 闫洁著 . -- 北京：中译
出版社，2024.5
　　ISBN 978-7-5001-7930-6

　　Ⅰ.①现… Ⅱ.①闫… Ⅲ.①医院-管理-研究
Ⅳ.①R197.32

　　中国国家版本馆 CIP 数据核字（2024）第 105494 号

现代医院管理模式探究
XIANDAI YIYUAN GUANLI MOSHI TANJIU

著　　者：闫　洁
策划编辑：于　宇
责任编辑：于　宇
文字编辑：田玉肖
营销编辑：马　萱　钟筏童
出版发行：中译出版社
地　　址：北京市西城区新街口外大街 28 号 102 号楼 4 层
电　　话：（010）68002494（编辑部）
邮　　编：100088
电子邮箱：book@ctph.com.cn
网　　址：http://www.ctph.com.cn

印　　刷：北京四海锦诚印刷技术有限公司
经　　销：新华书店
规　　格：710 mm × 1000 mm　1/16
印　　张：13.75
字　　数：220 千字
版　　次：2025 年 1 月第 1 版
印　　次：2025 年 1 月第 1 次印刷

ISBN 978-7-5001-7930-6　　定价：68.00 元

前　言

随着社会经济的发展，中国医疗卫生事业体制改革逐步深入，医疗产业迎来了历史性的发展机遇，成为中国最具发展潜力的行业之一，具有巨大的发展空间。目前，中国传统医疗机构的竞争日趋激烈，民营医院和医疗服务机构逐渐进入市场，消费者最终会像对待其他行业一样对医疗产业提出高水平和多样化的服务要求。因此，对于医疗机构，管理人员的职责越发凸显其重要性。医院管理工作是医院建立正常医疗工作秩序、提高医疗服务质量的重要保证。当前，医院管理学科发展迅速，医疗观念不断更新，医院管理者为了不断适应医院管理发展的新趋势，需要学习、掌握和运用现代医院管理的新理论、新模式、新方法，并在实践中不断探索与创新，努力提高管理绩效，提高医院的服务能力和服务水平，促进医院的建设和发展，为人人享有卫生保健做出应有的贡献。为进一步提升医院管理水平，让医疗机构管理人士能够得到系统及专业的训练，本书作者针对国内医疗机构的实际情况和特定环境，撰写了本书。

本书是一本关于医院管理方面研究的书籍，首先对医院管理的基础知识进行简要概述，介绍医院管理体制与组织运行、医院发展战略管理；其次对医院管理及模式的相关问题进行梳理和分析，包括医院科教管理、医疗质量管理、医院档案管理模式、医院人力资源管理模式；最后在医院管理模式创新、"互联网+"时代医院管理创新发展方面提出了一些建议。本书旨在摸索出一条适合现代医院管理的科学道路，力求帮助医院工作者在工作中少走弯路，运用科学方法，提高效率，对医院管理创新有一定的借鉴意义。

本书在写作过程中参考了多位专家、学者的著作和论文，因篇幅所限，仅列出主要参考文献，请有关作者谅解，并向这些文献的作者表示诚挚的谢意！

由于作者水平有限，加之医院管理的理论与实践仍在不断地变革和发展，本书肯定会存在不足之处，敬请专家学者和读者提出宝贵意见，以便再版时修订。

作　者

2024 年 1 月

目 录

第一章 医院管理概述

第一节 医院管理基础知识

一、管理学概述

管理学是一门系统研究和阐明管理活动基本规律的科学。由于管理领域的不同，人们研究管理内容的侧重点也各不相同，在此基础上形成了许许多多专门的管理学科，医院管理则是这众多应用学科中的一种。虽然各个领域、各个组织的管理活动各有其特殊性，但管理学中一些共性的、规律性的东西并不会因组织的性质和类别的不同而不同。因此，在阐述医院"三维"（基本维度、时间维度、空间维度）管理之前，有必要了解管理学方面的基本知识。

（一）管理的概念

管理活动自古即有，对管理概念的理解，至今仍未达成共识。借鉴中外学者对管理概念的认识，我们把管理定义为：在社会活动中，一定的人或组织依据所拥有的权力，运用计划、组织、决策、协调、控制等职能活动，对人、财、物、信息、时间等组织资源进行优化组合，充分利用，争取最大效应，以达到预期目标的活动过程。管理要解决的本质问题就是有限资源与组织目标之间的矛盾问题。

（二）管理的对象和内容

为了完成一定的组织目标，需要对哪些要素和资源进行管理，对这些要素和资源的哪些方面进行管理，这些都是管理首先要解决的问题，即管理对象和内容的问题。管理的对象和内容应包括以下五种要素：

1. 人

人是指组织系统内的业务技术人员、基层管理人员、工勤后勤人员等。人员管理的具体内容包括人员的选拔、录用、培养、考核、奖惩、调配、福利、退休等一系列的活动，以做到用人所长、人尽其才、才尽其用，使每个人都处于与其才能相适应的工作岗位上。

2. 财

财务管理是指按照经济规律，对资金的分配和使用进行管理，以保证有限的资金产生最大的效益。预算管理、货币资金管理、收支管理、成本管理、财产物资管理皆属于财务管理的范畴。

3. 物

物是指设备、材料、能源等物质。物的管理要做到保证供应和物尽其用，提高利用率，防止浪费和任意损害。

4. 时间

时间是最珍贵的一种资源。一项高效能的管理活动，必须考虑如何统筹安排，充分利用时间，在较短的时间内完成更多的事情。

5. 信息

组织决策需要建立在对信息的科学分析基础上，管理的有效性将决定于对信息管理的有效性。研究组织日常运转和发展所需要的信息内容，建立信息工作制度，提高信息处理过程的效果和效率都是信息管理的重要内容。

（三）管理的职能

管理要通过一系列的职能活动并发挥相应的职能作用以达到目的。管理作为一个过程，管理者在其中发挥的作用，就是管理的职能。管理的职能是管理原则、管理方法的体现，并且一直体现在全部的管理活动之中。管理的基本职能有哪些？人们有不同的认识。比如，美国学者戴维斯认为，管理职能可划分为计划、组织和控制；法国管理学家法约尔认为，管理职能应分为计划、组织、指挥、协调和控制；现代管理过程学派的代表人物孔茨和奥唐奈把管理职能划分为计划、组织、用人、领导和控制。综合上述观点可见，管理职能分类各有不同，但大同小异，对于管理职能的探讨是现代管理学研究最基本的内容，也是医院管理的基础。因此，我们将其称为基本维度管理，并在以后章节中重点论述组织、领导、决策、人事、激励和协调六项管理职能。

（四）管理发展的新趋势

20世纪80年代以来，由于科学技术的迅猛发展，人们对工作定义认识的改变，以及国际经济逐步走向一体化，企业管理发生了重大变化。这些变化趋势逐渐被各行业管理所接受，可以概括为以下五个方面：

1. 从经验管理、科学管理到文化管理

纵观管理科学的发展历史，依次经历了经验管理、科学管理和文化管理三个阶段。一般而言，衡量评判管理是哪一种方式，关键要看其中起主导作用的因素是什么。主要依靠个人经验和凭借个人阅历进行的"拍脑袋"式管理就是经验管理。泰勒的科学管理主要建立在对工人动作的构成与时间进行分析计算从而制定出标准操作方法和时间定额，明确划分管理职能与作业职能，使管理在专业化、科学化的基础上发展。文化管理突出强调文化的主导作用，非常注重管理中的文化内涵，这就是现代文化主导型管理。它反映了现代管理的最新发现和最有前途的发展趋势。但文化管理中包含经验管理，更包括泰勒所开创的科学管理。

2. 从硬管理到软管理

经营成功的组织通常是那些计划严密、结构合理、规章细致的组织。管理方法（特别是数量方法）的发展，科学技术的进步，市场的扩张，这些因素促进了企业对计划、组织、规章等后来被人们称为"硬件"的重视。然而，20世纪70年代以后，人们开始研究在国际竞争中迅速发展企业的成功秘密。为什么组织结构大致相同，规章制度相互模仿，计划工具同样先进，计划体系同样严密，而不同企业却会产生不同甚至截然相反的经营结果呢？通过研究，人们发现，在新的形势、新的环境中企业成功的奥秘在于"软件"的优越：领导方式的灵活、对人的重视、集体决策等特点帮助那些结构、制度、计划与竞争对手相差无几的企业取得更好的经营效果。于是，软管理方式渐渐受到管理者的推崇。

3. 从强调个人竞争到成员协作

现代管理正逐渐趋向不把职工当作孤立的个人来对待，而将其视作群体的一

分子来激励；不仅通过内部的个人竞争来刺激工作热情，还希望通过强调群体的协作来提高工作效率。因为现代组织生产或服务分工精细，任何产品和服务的完成都要经过许多环节，经由许多人的努力才能完成。没有劳动协作，任何产品的制造、服务的完善，任何科研的完成，都是难以想象的。然而，以个人为刺激对象的管理和激励机制有可能引起群体内部个人之间的过度竞争，有可能使部门间及个人之间的协作精神消失殆尽，因为在这种机制下，其他部门和个人的成功就意味着自己的失败。这样，部门、个人之间相互保密、封锁、不合作就是必然的后果了。

4. 从强调理性到重视非理性（直觉）

现代管理模式有理性模式和非理性模式两种。理性模式要求通过严格的规章制度、运用科学的管理方法把一切事务都规范化、标准化、系统化，要求"人适应制度"。非理性模式是以人为中心，认为人并非完全是理性的，还有非理性的一面；主张充分尊重人格、适应人性，并采取多种方式激励员工；强调意志、情感、心理等非理性因素对管理的作用，主张"制度适应人"。

组织机构的经营受到内外许多因素的制约，通过研究这种内外环境在历史上的变化情况，可以找到这些因素之间的相互联系，从而确定其变化规律。根据这些规律，可以制定相应的制度、计划、未来的发展战略等。然而，由于环境日趋复杂，其变化速度日趋加快，且影响环境的许多因素难以定量加以描述，管理人员不得不重新依靠其直觉，并根据直觉来判断环境的变化，采取相应的管理方式。

5. 从外延式管理到内涵式管理

外延式管理希望通过联合与兼并来扩大组织经营规模，提高市场占有率；内涵式管理则力求通过充分利用内部条件、加强企业创新、提高内部生产和服务能力来增强组织竞争力。

一个单位可以扩大业务范围，获得规模效益。但当其经营超出某种规模后，带来的不是效益的增加，而是机构的臃肿、决策的迟缓、信息渠道的堵塞，管理难度加大，从而效益下降。因此，许多单位开始将提高竞争实力的途径从盲目的外延式管理转向内涵式管理。

二、医院管理的职能

管理职能是管理系统功能的体现，是管理系统运行过程的基本表现形式。管理者的管理行为，主要表现为管理职能，每个管理者工作时都在执行这些职能中的一个或几个。医院管理职能的实现状态通常体现为当时医院管理的基本水准，它是医院管理的基本维度。医院发展到一定程度，随着管理职能的完善，基本维度管理的作用渐趋有限，往往需要开发时间维度和空间维度管理项目，医院通过有效的"三维"管理才能向更高层次发展。

医院管理主要包括以下八大职能：

（一）计划职能

医院的计划工作是指医院管理目标的确定及实现目标的途径和方法，是医院管理的首要职能。这个目标既有整个医院的目标，也有个别部门的目标；既有长期目标，也有中期和短期目标。计划内容则既有对整个医院都具有指导意义的计划，也有各职能部门、科室的工作计划。具体包括医院总体发展规划、医疗计划、药品计划、财务计划、人员调配计划、物资供应计划、设备购置计划、基建维修计划等。

（二）组织职能

为了实现医院的共同目标，需要建立一整套有效、连续的工作系统。这个系统包括体制、机构的建立和设置，工作人员的选择和配备，规定职务、权限和责任，建立工作制度和规范，同时建立有效的指挥系统，使医院的工作有机地组织起来，协调地发展。组织有以下基本含义：目标是组织存在的前提，组织是实现目标的工具；分工合作是组织运转并发挥效率的基本手段；组织必须具有不同层次的权力和责任制度；组织这一工作系统必须是协调的。

（三）决策职能

在医院管理活动的始终及各个方面都贯穿一系列的决策活动。例如，对办院方针、工作规划、质量控制、人事安排、财务预算、设备更新等都要做出合理的决定，即决策。随着社会和医学科学的发展，决策在现代医院管理中的作用越来越大，地位也越来越重要。这就要求医院管理者在进行决策时，必须从战略到战术，从微观到宏观，从医院自身价值到社会效果，经过周密的方案论证和各种技术、经济的分析比较，做出科学合理的决策。

（四）协调职能

医院工作是多部门、多学科专业化协作的科技工作，因此必须加强协调管理，以保证各部门步调一致，密切配合；同时，医院作为卫生系统内的一个组成部分，其目的应从属于系统的总目标，其功能与其他组成部分互补。因此，客观上还要求医院与卫生系统内其他组织相互协作，充分发挥卫生系统的整体功能。医院协调的内容包括对医院成员的协调和对组织活动过程的协调。

（五）控制职能

控制是指组织在动态变化过程中，为确保实现既定的目标而进行的检查、监督、纠偏等管理活动。控制就是检查工作是否按既定的计划、标准和方法进行。若有偏差，要分析原因，发出指示，并做出改进，以确保组织目标的实现。医院的各级管理人员都有控制的职责，不仅对自己的工作负责，而且必须对医院整体计划和目标负责。医院内控制通常有事前控制、过程控制、事后控制之分。在现代化医院中，建立医院信息系统将会成为管理者实施控制职能、保证管理工作沿着医院的目标前进的一种重要手段。

（六）领导职能

领导是指在一定的社会组织或群体内，为实现组织预定目标，领导者运用法定权力和自身影响力影响被领导者的行为，并将其导向组织目标的过程。领导的基本职责是：为一定的社会组织或团体确立目标、制定战略、进行决策、编制规划和组织实施等。领导职能是领导者依据客观需要开展一切必要的领导活动的职责和功能，医院领导的基本职能包括规划、决策、组织、协调和控制等。

（七）激励职能

激励是指人类活动的一种内心状态，它具有加强和激发动机，推动并引导行为使之朝向预定目标的作用。激励有助于激发和调动职工的积极性，这种状态可以促使职工的智力和体力能量充分地释放出来，产生一系列积极的行动；有助于将职工的个人目标与组织目标统一起来，激发职工为完成工作任务做出贡献，从而促使个人目标与组织目标的共同实现。激励职能遵循的基本原则是医院目标与个人目标相结合、物质激励与精神激励相结合、奖励和惩罚相结合。医院管理者要对职工进行培训和教育，并充分激励职工的积极性、创造性，不断提高业务水平，更好地实现医院目标。

（八）人事职能

人事即人力资源管理，是指综合运用现代科学技术方法丰富人的知识、提升人的能力、激发人的活力、发挥人的潜能。医院开展的各项医疗活动中，人力是最重要、最核心的资源，人的主动性、创造性及技术水平的发挥，是医院活力的源泉和发展的基础。医院人力资源具有社会责任大、工作风险性高、从事知识技能高度密集型的劳动、团队协作性强、实现自我价值的愿望强烈、道德潜质要求高等特点。医院人事职能是为了更好地完成医院的各项任务而充分发挥人力作用的管理活动，是人力资源有效开发、合理配置，充分利用科学管理的制度、法令、程序和方法的管理工作。人事管理包括人力资源的预测与规划、工作分析与设计、人力资源的维护与成本核算，以及人员的甄选录用、合理配置和使用，还包括对人员的能力开发和教育培训、调动人的工作积极性等。

三、医院的三个维度管理

医院管理的研究对象主要是医院系统及其各个层次的管理现象和规律。由于当今社会发展迅猛，还必须研究医院系统在社会大系统中的地位、作用、制约和持续发展。因此，医院管理所要研究的内容非常广泛，如何对医院管理体系进行划分，明确研究对象、关键突破点及其之间的有机联系，从而促进医院管理能力的整体发展，这是我们要与医院管理同道共同探索的问题。

随着社会经济的快速发展，许多医院已取得了长足发展，尤其是资金、人才、设备、技术等医院资源不断改善。相对而言，医院管理层次几乎没有突破性进展，医务人员的工作环境和社会满意度没有明显提升，甚至部分区域趋于下降。为此，对于医院管理亟须了解以下两个问题：一是当今医院管理发展的瓶颈或问题是什么？二是如何着手解决这些困惑和问题？在市场经济环境下，作为社会造就的生命体——医院，其生存、发展规律是基本相同的，而医院发展到一定程度后往往出现很难突破的瓶颈，医院管理中出现许多棘手的问题无法跨越。医院管理学者根据当今许多医院的生存现状，把共性的问题概括起来称为技术的极限、质量的薄弱、管理的迷失、医患的失信、战略的虚伪、文化的无着，这就是横亘于医院管理发展道路上的六道难以跨越的坎，也是我们要了解的第一个问题。当今许多医院发展到一定程度都存在不同程度的困惑和问题，成为医院管理的瓶颈。要对此有所突破和跨越，我们需要从下面医院管理能力结构的关系进行分析并找到解决的思路。

在医院管理活动中，直接发挥效率的管理能力结构有三种不同的类型，它们从低到高依次是医疗技术能力、管理职能能力、时空管理能力。

医疗技术能力在医院管理中的核心作用是毋庸置疑的。医院没有良好的医疗技术，纵向各层次和横向各要素的管理都不可能得到良好的实现。因此，医院管理者首先要做好整体医疗技术能力的管理。在医院管理的历史中，许多医院在初期发展阶段缺乏系统的科学管理方法，但凭着把握医学职业特点的经验，进行对症下药，采取适当的管理方法，取得了良好发展，尤其是在医院专业技术上。在医院管理能力结构中，这种仅注重医疗技术能力发展为主的经验管理状态，缺乏系统的科学管理方法，属于初级管理层次。如果医院管理者把医院专业技术的发展作为管理的最基本的工作，同时结合各种有效的系统管理方法，医院管理能力就会更上新台阶。

管理职能是组织管理的基本要素，良好的医院管理需要管理职能能力的发展。它是医院管理能力结构中一种较高层次的能力，主要从以下三个方面直接影响医院管理活动：一是它涉及管理活动的每一个环节，包括规划、决策、实施、管理、评估、反馈等；二是它涉及管理活动中人的选择、使用、组合和优化，还涉及团队协调、凝聚等方面；三是它涉及管理活动中资金的分配、使用、流动等环节和过程，从而影响医院的效益。总之，管理职能能力的发展能提高医院的运筹能力，并直接提高效率和效益，促进医学技术能力的有效发挥。医院从医疗技术能力的经验管理提升到具有管理职能能力的科学管理，已进入管理能力结构的中级管理层次。从管理学而言，管理职能是医院管理的基础工作，我们称它为基本维度的管理。

在医院的服务体系中，基层医务人员侧重发挥医学技术水平服务于病人；中层管理者侧重管理职能的具体实施，推动医院和科室服务目标的有效完成；高层管理者必须更多地在空间维度上谋划全局，在时间维度上思虑长远，使医院在激烈的竞争环境中保持良好的生存和发展状态。这种高层管理就是管理能力结构的最高层次——时空管理能力。它一旦与医疗技术能力、管理职能能力结合，就从整体上全方位地影响和作用于医院管理活动，使医院管理的方式和效率产生根本性变化。因此，在基本维度的职能管理发展到一定程度，医院管理要突破现有的发展瓶颈，需要着力开展以下两个维度的管理项目：

（一）时间维度管理

医院管理需要把握当前、远瞩未来。现实是未来的基础，而未来是现实的发展；现实是立足点和出发点，而未来是着眼点和目标点。医院高层在制订管理方案时，只有抓住当今和未来的战略核心，才能适应内外环境的变化和发展，从而长期保持主动和领先，把握和赢得未来。

从现实出发，医院管理的核心和现实战略是质量问题。质量是医院的生命线，涉及生命行业的医院质量更显得关键。没有医疗技术和质量，医院难以发展，更谈不上长远战略问题。因此，强化医院质量管理是医院针对"当下"这一时间节点的管理核心，也是医院能走向未来的战略基础。

从未来出发，现代医院要在激烈的市场竞争中求得生存和发展，必须从战略的高度去谋划、去发展，制定正确的发展战略，使医院既有长远的发展规划，又有近期完成的指标，从而保证医院经营管理活动的持续性，减少盲目性，提高医院的应变能力和适应能力，使医院内部的管理机制与医院环境始终保持相适应的最佳状态，以提高医院的竞争力。所以，重视医院发展战略管理是医院面对"未来"这一时间节段的管理关键。

（二）空间维度管理

现代医院是一个复杂的开放系统，医院高层谋划的全局有内部和外部两个方面。如果医院的管理能不断向内渗透到每个员工、向外影响到社会相关各方，形成内外的共鸣，这种空间维度管理的有效实施会产生不可估量的管理效率。

从内部看，管理要素有人、财、物、技术、信息等，而人是最重要的因素。同时，医院服务是高技术的脑力劳动，其工作内容表现为多样化、分散化、个体化。医院管理仅凭管理层的努力和制度的约束可以管理常规和表象，包罗不了"例外"，解决不了员工的态度和作风问题。所以，医院行业的管理需要更多的"人人参与"，发扬无私的奉献精神和高度的工作热情，才能创造医院管理的奇迹。医院文化管理是拓展内部空间管理最有效的手段之一。

从外部看，管理要素有形象和声誉，这种无形资产需要通过有计划而持久的努力，协调和改善医院与公众的关系，尤其是病人、政府、社区等外部公众的关系，使医院的各项政策和活动符合公众的要求，在公众中树立良好的沟通形象，以谋求公众对医院的了解、理解、信任、支持和合作，并获得医院管理外部效果最佳化。医院公共关系管理可作为医院拓宽外部空间管理的主要方式。当今，医院与外部环境的不和谐现象时有发生，许多医院缺乏系统的公共关系管理手段，故本书将重点论述这一问题。

医院管理从医疗技术能力的开发到管理职能能力的完善，再向医院内外空间维度的拓展，这种管理状态称为空间维度管理。它与时间维度管理合称为时空管理，为医院管理能力结构中的高层次管理。

综上所述，医院管理所涉及的内容广泛，但从医院管理能力结构动态发展分析可知，医院管理的重点抓手可以概括成"三个层次"和"三个维度"。三个层次：从初级、中级、高级管理层次的逐级能力发展，即医疗技术能力、管理职能能力、时空管理能力；三个维度：从当今医院管理的现状出发，需要强化的是上述中、高层次中三个维度的管理项目，才能促进医院管理的全面提升和持续发展。管理职能能力作为医院管理的基本维度，强化组织、领导、决策、人事、激励和协调等项目管理；时空管理能力作为医院管理的时间维度、空间维度，医院质量管理、发展战略管理为时间维度管理的强化项目，而医院文化管理、公共关系管理为空间维度管理的拓展项目。医院管理沿着基本维度、时间维度、空间维度不断推进，定会取得卓越的成就。

第二节　医院管理体制与组织运行

管理学中的"组织"有两种含义：一是作为名词，是指为实现特定目标，依据一定的权力和责任、权利与义务关系，按照分工与合作规划而构成的人的群体——机构体系；二是作为动词，也是作为管理的一项职能，是指设计、构建上述机构体系的活动。

组织的一个根本原则是统一指挥、发挥集体力量，协同达到共同目标。医院便是这样一个组织。它的主要组织目标是更好地为病人提供医疗、保健、预防服务。医院将对为达到这样一个目标所必需的住院、门急诊、科研、教学等方面的管理活动进行组合分类，同时授予医院各类管理人员进行每一类管理活动所必需的职权，从而实现医院组织的管理职能，发挥医院组织的总体功能。

一、组织的相关理论

（一）组织的构成要素

组织的基本构成要素包括目标、人员、物财、信息、机构、职位、权责、程序、规制等，正是这些要素的存在并发挥作用，才使组织得以实现特定的功能。

1. 目标

任何组织都是为了一定的目标而建立起来的。医院就是为了健康服务这一目标而构建的机构。目标决定了组织的活动内容和方向，也决定了组织内的机构设置、人员配备、权责划分，使组织形成统一的有机整体。

2. 人员

人员是组织的主体，不同的人在组织中扮演不同的角色，人员的素质及人与人之间的关联状态（组织整合状态）决定了组织的功能。

3. 物财

医院的房屋、设备、设施、经费等是开展医疗活动的物质基础，也是不可缺少的要素。

4. 信 息

信息有内部人、财、物及相互关系的情况和外部市场需求、竞争态势及社会经济发展形势等。信息对医院决策、指挥、监督、控制、协调等有重要作用。

5. 机 构

组织机构是由纵向不同层级、横向不同部门构成的组织机构体系。不同层级的机构，地位高低、权力大小、责任轻重各异，它们自上而下形成一条权力线，上领导下，下服从上；同一层级的组织机构各自在特定范围内行使权力、履行职能、承担责任，它们既相互分工，又相互合作。机构是实施组织目标的载体。

6. 职 位

职位是以工作为中心而设置的岗位，职位依据组织目标的需要编制规定，不受人的因素的影响，即固定的职位流水的人。

7. 权 责

组织系统中各层次、部门、人员之间的指挥与服从或平等协作关系通过权责划分予以确认，以保证权力的合理合法和组织稳定、有序运行。

8. 程 序

程序是对组织活动过程的成功经验的概括，医疗活动尤其讲究严格程序，它既可防止工作中因随意性而导致的医疗失误，又可提高工作效率。

9. 规 制

规制即规章制度，它是对组织机构及其成员权责关系、活动方式、运行程序、行为规范等的明确规定。规制是否健全、完善是组织成熟度的重要指标。

(二) 组织的要素整合

在上述组织构成要素中，被称为"四大资源"的人、财、物、信息是组织的基本构成要素。而机构、职位、权责、程序、规制是通过分工与协作，将人、财、物这些基本构成要素联结起来实现组织目标的要素，称为要素整合。医院管理效果的好坏，不仅取决于人、物的数量和质量，还取决于这些基本要素的分工和协作的整合状态。作为现代医院管理职能的组织设计，其主要任务是通过巧妙地安排医务人员之间的分工、协作、相互支持、相互制约等关系，使成员之间的知识和能力的优势得到发挥、劣势变弱，以使人们单独行动不可能完成的医疗任务通过整合成组、科等而顺利完成，达到医疗保健的目标。

现代组织理论将组织的要素整合状态划分为三个层次，即管理体制、组织机构和运行机制。管理体制是指主要管理机构设置及其权力关系；组织机构主要是纵向的管理层次划分、横向的管理科室设置以及岗位设置和人员编制的确定；运行机制是对管理者在职能、机构和职位明确职、责、权的基础上，对于程序、规则、标准的进一步规定。

（三）组织的分类

组织分类通常有两种：一种是依据性质和活动方式不同，分为正式组织和非正式组织；另一种是依据组织的体制角度不同，分为直线组织、直线参谋组织、矩阵组织及其他复合组织类型。

1. 正式组织与非正式组织

正式组织是指按照一定的程序设立，具有明确的组织目标、机构与职位体系和规章制度的组织。在医院中，具有隶属关系的有意形成的角色结构就是正式组织。非正式组织是指在人际交往过程中，基于兴趣、爱好、情感等因素自发形成的组织。例如，医院同一宿舍楼层的不同工作条线的职工，或者医院内具有相同体育爱好的员工，都是非正式组织。

非正式组织存在于正式组织中，对正式组织的活动既有积极的促进功能，也有可能的消极阻碍作用。我们管理组织职能的重点是正式组织，但必须正视非正式组织的存在，并予以认真对待。

（1）非正式组织的积极作用

①促进工作

正式组织的工作计划、决策和工作程序大多是事先制定的，缺乏随机应变能力。而非正式组织则往往不受工作程序的约束，具有高度弹性，因此对于临时发生的急迫问题，可以通过非正式组织及时而有效地加以解决。

②分担责任

非正式组织与主管人员保持良好关系并采取合作态度时，主动地协助工作并积极提出意见，从而分担正式组织主管人员的领导责任，减轻领导负担。

③增加稳定

非正式组织能给人以吸引力，从而增强组织的凝聚力和稳定性，减少人员流动。

④发泄感情

非正式组织可作为职工遭受挫折后发泄感情的渠道，并能协助解决困难，给予安慰。

⑤制约能力

非正式组织往往有监督制约领导者的作用，影响管理者的工作方式，使其不敢滥用权力。

（2）非正式组织的管理

要正确对待非正式组织，发挥其积极作用，克服消极因素，具体方法如下：

①一分为二

人是有感情的，当正式组织不能完全满足个人情感需要时，必然产生非正式组织。不能把非正式组织和小集团、小圈子、小派别等同起来。对非正式组织要一分为二，认清其消极作用，肯定其积极功能。管理者应引导和处理好与非正式组织的关系，如处理得当，它将是正式组织的必要补充和支持。

②真诚支持

非正式组织不是非法组织，疏导胜于防堵，不要采取取缔或限制的办法。只要不妨碍组织目标，不仅允许存在，而且不要损害非正式组织的利益，坚持真诚支持原则。

③目标结合

领导的主要精力应放在正式组织上，但要使正式组织的利益尽量和非正式组织的利益结合起来。正式组织越能满足个人的需要，非正式组织就越少。但正式组织难以满足职工多种多样的需要，在这方面与非正式组织可以互补。

④为我所用

对非正式组织要加以疏导利用，团结非正式组织的领导并发挥其作用，积极采纳非正式组织的合理意见，使非正式组织为正式组织服务。

2. 直线组织、直线参谋组织与矩阵组织

体制是一个组织的机构设置与权力划分的体系。从体制的要求上来看，医院的组织可以分为直线组织、直线参谋组织、矩阵组织等。

直线组织是指一切指挥和管理职能基本上由行政负责人（比如院长）自己执行，不设立任何参谋机构。

直线参谋组织由两类管理人员组成。一类是直线指挥人员，类似直线组织中的行政负责人，他们拥有对下级实行指挥和命令的权力，并对工作负全部责任；另一类是直线指挥人员的参谋——职能管理人员，如医院管理办、医务科、人事科、财务科、设备科等。他们只起到对直线指挥人员的协助参谋作用，对于下级机构只起业务指导作用，而不能对其进行指挥和命令。直线参谋组织是目前医院最常见的组织类型。

矩阵组织既保留直线参谋组织的纵向形式，又有按规划目标或完成某项临时项目而划分的横向领导体系，增加了管理上的灵活性。医院中矩阵组织有由多学科联合参与构建的诊疗中心、为完成某项临床科研项目组成的多科室参与的科研团队等。

上述三种基本的组织形式在医院内复合配置，扬长避短，使医院能够对外界环境的变化做出及时的反应，从而更好地完成医院的目标和任务。

二、医院管理体制

组织的整合状态分为管理体制、组织机构和运行机制三个层次。因此，管理体制是组织设计的顶层。随着国家计划经济向市场经济的转变，医院管理体制的设计显得越来越重要。它涉及两个层次：第一个层次是医院治理结构问题；第二个层次是医院行政体制形态，即医院组织结构。

（一）医院治理结构

现代医院治理结构源于企业治理结构。事实上，只要存在所有者和经营管理者之间的关系，就存在治理结构的问题。它是指在契约制度的基础上，通过各种机制，既充分调动各种利益主体的积极性，又对各种利益主体形成有效的约束，

即形成相互制衡，保证各种利益主体自身的应有利益与权力。

现代医院治理结构定义为有关医院控制权和剩余索取权分配的一整套法律、文化和制度安排，这些制度能够在医院的各个层次上发挥作用，既能有效地提高医院职工的积极性，又能对医院各个利益主体产生有效的约束。现代医院治理结构从狭义上是指最基础的医院法人治理结构，从广义上还包括更为细致的能够涵盖各个方面关系的其他制度安排。具体来说，现代医院治理结构应该有以下五个方面的内容：

1. 现代医院法人治理结构

法人治理结构主要是界定所有者与经营者的相互关系。我国医院按照所有权性质分为国有医院和非国有医院。国有医院在改革过程中必须面对的问题就是如何使医院成为独立的法人实体。国家作为国有医院的所有者，应该与国有医院的经营者实现两权分离。作为所有者的国家是委托方，作为医院的经营者是受托方，二者之间形成的是委托代理关系。委托方享有剩余索取权，经营者（也就是独立的医院法人实体）享有经营收益权。与普通企业不同的是，我国国有医院还承担一部分提供公共卫生服务的任务，所以在改革中，还必须处理好政府和医院之间的利益关系。民营医院由于其民营性质，一开始就是独立的法人实体，一般都会按照现代企业的要求设立。因此，民营医院不存在体制改革的问题，只需要处理好卫生行政部门的监管和医院自身经营的关系。

2. 现代医院委托代理结构

建立现代医院治理结构的核心问题是解决委托代理关系所带来的激励和约束问题。无论是国有医院还是民营医院，在现代法人治理结构建立的前提下，资产的所有者和经营者是分开的，所有者将自己的资产交给经营者去经营是不多的。在股份制的情况下，股东要委托一个能够代表他们利益的机构，然后由这个机构（董事会）委托给经营者进行经营；对于民营医院，出资者一般组成董事会，委托董事会实现自己的所有权，董事会任命医院的经营者，对经营者进行约束激励；国有医院中，国家是医院的所有者，但是，国家是通过政府部门来体现国家对医院的所有权的，而政府又要选择合适的经营管理者去经营管理医院，层层委托代理关系比较复杂。因此，必须建立完善的委托代理结构，完善监督机制。

3. 现代医院股东治理结构

不同出资者之间的关系形成股东治理结构。它不仅体现在不同类型的医院兼并联合的过程中国有资产和其他资产之间的关系上，还体现在公司制的医院中不同类型、不同份额的资产及其所有者之间的关系上。在国有医院与其他医院重组兼并的过程中，首先是国有资产份额的确定，在董事会的决策中，在医院的经营过程中，各个不同的股东之间的关系、不同的所有者之间分担的收益和承担的风险自然也不相同。因此，如何协调处理好这些问题，关键在于完善现代医院治理结构中的第三个层次，即股东治理结构。

4. 现代医院经营者治理结构

医院各种经营者之间关系的界定总和就是医院的经营者治理结构。在现代医院中，不同经营者的目标往往是不一致的，正如所有者之间的利益关系出现矛盾一样，当一个医院的内部管理阶层出现矛盾时，所带来的损失往往是巨大的。因此，必须协调好医院内部经营者之间的关系，建立健全经营者治理结构。

5. 现代医院对人力资本的治理

现代医院中人力资本体现为两个方面：一是医院的经营管理人员，他们往往具有管理学和医学的双重背景，而且管理学背景比医学背景往往更加重要。他们负责医院的日常经营管理，一般属于医院的管理层。二是医院的核心技术人才。一个医院要在竞争中的医疗市场立足，必须有自己的业务特色，要保持业务的竞争优势，必须拥有一定素质和数量的人才。核心技术人才可以不被看作普通职工，他们是能够为医院带来收益的资本，一种人力资本。那么，问题可能会出现在这些人力资本与其他利益团体的关系上。例如，如果有名望的医生和经营管理者之间的关系恶化，可能造成医院的人才流失，将会给医院带来损失。如果医院对医疗人才的激励不足，也会造成人才流失。但是，如果医院对医疗人才的约束不足的话，那么就会出现医生收取病人"红包"等现象。总的来讲，对医院的技术人才的治理，越来越成为现代医院治理结构的一个重要内容。

（二）医院组织结构

组织结构是指表现组织各部分的排列顺序、空间位置、聚焦状态、联系方式，以及各要素之间的相互关系的一种模式。无论组织结构的类型如何不同，任何一个组织结构都存在三个相互联系的要素，即管理层次的划分、部门的划分和职权的划分。医院组织结构的选择主要取决于医院的任务和目标、医院的内外部环境、技术和医院管理要求等特点。因此，每个医院必须设计好适合自身特点的组织结构并使其有效运转。

医院常见的组织结构类型有以下三种：

1. 直线型组织结构

直线型组织结构又称单线型组织结构，是最早、最简单的一种医院组织类型，是一种集权式的组织结构形式。其特点是：组织中各诊疗科室的各种职位是按垂直系统直线排列的，各级行政领导人执行统一指挥和管理职能，不设专门的职能机构。直线型组织结构的优点是结构简单、权责分明、管理集中、指挥统一、做出决定迅速、工作效率高。缺点是组织结构缺乏弹性，要求领导人员通晓多方面的知识及各个方面的工作能力均较强。这种组织适合于规模较小、管理层次较为简单的医院，如卫生院、街道医院等较小的一级医院。

2. 直线参谋型组织结构

直线参谋型组织结构是把直线职能和参谋职能有机结合起来，按照组织和管理职能来划分医院的部门和设置机构的一种组织结构。其特点是：以直线职能为基础，在各级行政负责人下设置相应的职能部门，分别从事专业管理。

这种组织结构将医院管理人员分为两类：一类是直线指挥部门和人员，拥有决定和指挥权，并对该组织的工作负有全部责任；另一类是职能部门和人员，是直线指挥部门和人员的参谋，只对直线指挥人员起参谋助手作用，对下级直线部门只能提供建议和业务指导，没有决定和指挥的权力。其中，参谋人员由综合性参谋职能部门（如院长办公室、医务科等）和专业性参谋职能部门（如人事科、财务科、设备科、信息科等）构成。各级行政领导人实行逐级负责，形成高度集权的组织结构。

直线参谋型组织结构的优点是：在保证医院统一指挥的前提下对组织内部活动实行有效的管理。其缺点是：权力过多集中于最高管理层，或多或少限制了下一级部门的主动性和积极性；如果具有专业分工的各部门之间的沟通和协调不好，将会妨碍工作；信息传递路线较长，反馈较慢。这种组织形式比较适用于中等规模的医院，我国绝大多数区、县中心医院等二级及二级以上的医院均采用这种组织结构形式。

3. 矩阵型组织结构

矩阵型组织结构就是在直线职能组织结构的基础上，又有横向的机构系统，使组织机构既保留纵向的垂直领导系统，又使横向之间发生联系。矩阵型组织结构是实现多重组合的一种方式。矩阵是横向联系的一种有利方式，其独特之处是同时使用辅助诊疗部（横向的）和医务部（纵向的）结构，辅助科主任和医疗部主任在组织内拥有同等的权力。

矩阵型组织结构的优点是：集权与分权有机结合，增强了医院管理工作的科学性和灵活性，也有利于医院各学科的发展和专门人才的培养活动；既能促进一系列复杂而独立的基础项目协调发展，同时又保留各专业组合在一起所具有的经济性。其缺点是容易造成混乱，并隐藏着权力相争的倾向。这种组织结构对医疗任务重、业务情况复杂、辅助诊疗技术较高、科研任务较多的大型医疗单位是一种行之有效的组织形式。

在现实医院管理活动中，大多数医院并不是采用纯粹的一种组织结构类型，而是多种类型的结合体，所不同的是以采取适合本医院实际需要的某一种组织结构类型为主。

三、医院组织机构

医院管理职能的履行需要组织的保证，即将职能落实到具体承办的机构和岗位。组织机构的设计是管理体制设计的细化和具体化，它的基本问题包括纵向的管理层次划分、横向的职能机构设置，以及职位设置与编制确定。

医院的管理活动包括纵向分工和横向分工两个方面。纵向分工是根据医院规模和管理幅度确定管理层次，并根据层次的位置，规定各层次管理人员的职责和权限。纵向分工的结果是在责任分配基础上的管理决策权限的相对集中或分散。横向分工是根据不同的标准，将对医院的管理分解为不同的岗位或部门的任务。

（一）医院管理层次

医院具有许多由从事各种业务的员工组成的组织机构，由于时间和精力的限制，最高管理者能够有效管理的人数是有限的，所以需要在院长到底层员工之间设置多个管理层次，实行逐级指挥和管理。

管理层次的数量主要取决于医院规模和管理幅度。一般情况下，医院规模越大，则管理层次越多；而管理幅度越大，则管理层次越少。所谓管理幅度是指一个管理人员能管理多少位下属人员。对高层管理人员来说，其管理幅度通常4～8名；而对较低层次的管理人员来说，其管理幅度一般为8～15名。管理学上把管理幅度小、管理层次多的组织称为高耸组织结构，而把管理幅度大、管理层次少的组织称为扁平组织结构。

医院管理层次的设置是实施医院有效管理所必不可少的，但并不是管理层次越多越好。管理层次过多会产生管理成本大、信息传递缓慢或失真、管理者脱离员工等现象。现代医院追求的是上述扁平型组织类型，它能降低管理成本、提高决策和反应速度，且下属有更大的主观能动性。

（二）医院部门划分

部门是构成组织的细胞，它是在管理活动横向分工的基础上进行的。

医院部门的划分通常是数种部门划分标准的综合，如按时间（"三班制"、轮班制）、按顾客（门急诊、住院部等）、按职能（行政、后勤等）。根据医院业务活动的相似性来设立管理部门，称为职能部门化。它把医院的部门分为两类：业务部门和职能部门。业务部门有自己的特定业务，并按等级链的原则进行组织，它相对独立、结构简单、责权分明、效率较高，如医院的临床科室、医技科室都属于业务部门。职能部门是为业务部门服务的，它并不能独立存在，而是执行自身的某种管理职能，如医院的院长办公室、医务科、财务科、人事科均属于职能部门。这两种组织互相结合，发挥各自的长处，形成了医院的直线职能制，即上面所述的直线参谋型组织结构。

（三）医院组织机构设计程序

医院的组织机构设计在计划经济时期以"上下级对口"为原则，如上有卫生局医政处，下设医院医务科等。随着"以病人为中心"理念的发展，医院的组织机构设计应本着"市场—战略—结构"的原则进行。

一是围绕医院的战略目标、市场定位和服务定位进行业务流程总设计，使流程最优化。

二是按照优化后的业务流程设计服务岗位。根据服务岗位数量和专业化分工的原则来确定管理岗位和部门机构。医院一般选择以层级管理为基础的业务区域制、直线职能制作为主要的组织架构方式。部门和管理岗位是为医院的经营管理目标服务的，不是永恒不变的。如果市场发生变化，经营目标就要调整，部门和管理岗位也应做出相应的变化，做到"因事设岗"。

三是对各岗位定责、定员、定编。要对每个岗位进行工作目标与工作任务分析，规定每个岗位的工作标准、职责、内容、作业程序，用岗位描述的形式把这些内容固定下来。然后按岗位工作的需要确定相应的人员编制，尤其要确定岗位所需人员的素质要求，因为它直接影响工作效率和事业发展，即"因岗设人"。当某一岗位上管理者的素质和能力不再适应岗位要求时，就应让更高素质和能力的人来承担其职责，要求管理者做到"能上能下"。

四是制定相应的管理制度。管理制度是指对管理工作中的基本事项、要素关系、运作规程及其相应的联系方式所做的原则性规定。上述三个步骤相当于确定组织结构中单独的标准件，各项规章制度则是作为一个医院的整体所不可缺少的连接件，用制度把岗位上的员工联系起来。规章制度对整个组织运作进行标准制定，整体目标定向，把医院作为一个整体来加以塑造。

五是规定各种岗位人员的职务工资和奖励级差。根据各岗位在业务流程中的重要程度、对人员素质和能力的要求、任务量轻重、劳动强度大小、技术复杂和风险程度、环境条件的差异、管理水平高低等指标，按等量投入获取等量收益来考虑各岗位人员的报酬差别。报酬不是固定的，工作岗位、医院效益变了，各岗位相应的报酬也要做相应调整。

四、医院运行机制

在医院管理体制和组织机构设计明确了"谁，做什么"的基础上，就要考虑"如何做"的运行机制设计。运行机制分为两个层次。第一个层次要回答管理者行为的基本依据是什么，是法律、法规还是领导者的指示，特别是当两者不一致时，采取"人治"还是"法治"的基本问题。第二个层次是解决组织基本功能实现中部分之间的关键性关联安排，即机制问题。机制原指机械装置运行的原理，机械能准确按要求运转是按一定的机制运行的。医院的运行机制主要指医院各种业务行为产生的原因与工作原理。

医院的运行机制主要包括激励机制、约束机制和决策机制三个方面。激励机制考虑人们从事医院经营管理活动的动机与力量来源。管理者主体的利益大小通常可由相应的期望值表示，利益期望越高，其动力也就越强。如何运用激励机制推动组织的有效运行是医院管理的基本职能，我们将在第六章中讨论。约束机制表明在医院经营管理发生失误或亏损时各利益主体应该承担的责任。由于医院经营管理活动的错综复杂和环境的瞬息多变，为了防范出现问题、及时发现问题和及时纠正问题、消除不良后果，医院在经营管理活动中应让相关利益主体采取自律约束机制，包括业务公开、监督、绩效考核、问责制、职工代表大会等。上述机制正如汽车需要动力装置与制动装置一样，医院管理活动同样需要强有力的激励机制与有效的约束机制，两者缺一不可。缺少足够的动力，医院发展目标无法实施；缺乏有效的约束，医院发展目标会发生偏离，甚至导致失控。为了保证医院正常运行，必须对医院管理活动的相关主体实施行之有效的激励和约束。然而，汽车要开得快，除了本身有良好的性能外，还需要技术精湛的司机。他能够把握机遇，随机应变，做出正确决策。医院运行与之相似，完整的运行机制还应包括"司机"，即医院运行的决策机制。这一机制无法由激励与约束机制替代。决策机制不仅涉及医院管理者的产生，还涉及医院运行决策以怎样的程序做出。这需要医院努力引入新理念、新思路，加强人才培养，借鉴先进管理经验，不断提高决策能力。综上所述，医院运行机制中，激励机制与约束机制是基本的内容；而决策机制是运行机制的重要组成部分，是保证医院运行活动有效实施的前提。

管理体制与机构设置的职责权配置，都需要通过运行机制才能发挥作用。各种运行机制之间存在相互依赖、相互作用的关系，运行机制的设计就是依据这些客观联系将各类运行机制融合为一个有机整体。因此，科学、合理的运行机制不仅能发现管理体制与机构设置中存在的职责权配置缺陷，而且能够通过优化运行机制使它们存在的结构性缺陷得到一定程度的补偿和调整。

第三节　医院发展战略管理

现代医院要在激烈的社会变革中求得生存和发展，必须从战略的高度去谋划、去发展，制定正确的发展战略，使医院既有长远发展规划，又有近期完成指标；必须让医院经营管理活动更多地关注社会的发展、患者的满意度和员工的利益，提高医院的应变能力和适应能力，使医院保持可持续发展。

一、医院发展战略管理的理论与过程

（一）医院发展战略管理的相关概念

1. 医院发展战略管理的含义

医院发展战略管理就是医院战略制定、战略实施和战略控制。

医院战略制定的管理工作主要是如何组织力量，按照必要的程序和方法把战略制定出来。

战略实施的管理工作主要是如何通过组织系统把战略贯彻下去，并变为全体员工的行动。

战略控制的管理工作是评估战略实施中的成果，发现战略实施过程中出现的偏差，并给予纠正，从而促使职工正确地贯彻既定战略。当发现所制定的战略存在问题时，就根据实际情况及时修改战略计划。

2. 医院发展战略管理的意义

医院面对环境和生存发展的压力，就必须立足长远，从总体发展来考虑对环境做出反应。医院发展战略管理的重要意义主要表现在如下四个方面。

（1）医院发展战略管理的基础是战略形势研究。它的任务之一就是在调查研究的基础上明确医院在社会、行业、市场中所处的位置，以及与外部环境各因素的关系。在当今不断变化的外部环境中求生存、求发展的医院，只有时刻知道自己的位置，才会对自己的未来做出明智的选择。但是，医院为什么会有这样的位置？医院的优势和劣势是什么？医院内部哪些与环境相适应？哪些方面还不适应？这些问题的回答都是医院在认真分析了自己内部条件（优势和劣势）和外部环境影响的基础上得到的。

（2）医院明确了自己的位置之后，还要确定今后的发展方向。战略形势研究的另一个任务就是明确医院内部条件和预测外部环境因素的变化趋势，明确医院将来可能的优势和劣势、机会和威胁，在此基础上确定医院的宗旨和目标。因此，通过发展战略管理，在科学预测的基础上，医院可以主动、积极地找到自己未来的发展空间，并树立与之相适应的竞争优势。

（3）医院发展战略管理能使管理人员把目光放得更远，能迫使他们全面看待其所承担的全部任务，引导更多的人高瞻远瞩，提高医院各种决策工作和管理工作的效率。

（4）医院发展战略管理有利于医院从社会的角度来审视自身的性质和作用，从而建立起与社会共同发展的和谐关系。通过所确定的医院宗旨、使命、价值观念等，具体规定了医院的社会责任及处理各种利益关系的行为准则。

3. 医院发展战略管理的本质

医院管理大致可分成战略管理、经营管理与作业管理三个层次，战略管理包括总体战略、服务领域战略、职能战略三个战略层面。

战略管理主要是就医院总体发展，特别是未来发展方向做出决策。它为作业管理提供框架指导。作业管理则是对医院具体业务职能和活动的管理，包括医疗服务项目的推广、研究与创新、医疗、财务、人事等各个方面工作。同时，战略管理着眼于长期目标，而作业管理则须对医院日常医疗、护理等活动随时做出反应。

经营管理是医院作业管理阶段的发展，而战略管理是医院经营管理阶段的发展，这个发展过程体现在医院上层管理者管理重心的变化，即从医疗服务到当前的经营、到未来的经营。在面对变动的环境条件下，经营管理偏重依据原有的资源配置和产出方面的经验，以适应外部环境的变化；而战略管理则偏重通过没有现成经验可依据的、未来的投入和产出的医院，一方面适应环境，一方面创造和改变环境。经营管理则常常把着眼点放在近期环境的适应和短期经营成果上；战略管理重视医院长期的发展活力，反映医院高层管理者对医院命运的考虑，是管理艺术和科学相互统一的决策过程。

医院发展战略管理是指在研究环境变化和自身变化的基础上，确定医院将来的"位置"，并通过战略的制定和实施予以保证，是以被动适应性管理向主动适应性或创造性管理的转变。如果说经营管理的本质是提高医院全局的适应性，那么医院发展战略管理的本质就是争取医院全局主动性的创新和变革，这是医院发展战略管理的灵魂。尽管时间、地点、条件在变化，医院的宗旨、目标、方针、策略也可以各不相同，但是战略管理的本质是始终不变的。争取医院全局主动性的创新和变革反映了医院整体的一种品质和性能，反映了医院不仅求生存而且要发展的一种活力。这种活力越大，医院的主动性越强；反之，则越弱。实力强大的医院，如果缺乏这种活力，就缺乏主动性，就会由强变弱；相反，具有这种活力的弱小医院，就可以由弱变强。所以，主动创新和变革的最终表现是医院生存能力的提高。

（二）医院发展战略管理的基本过程

医院发展战略管理的过程主要分为以下四个阶段：战略的制定阶段、战略的实施阶段、战略的评价和控制阶段、战略的修订阶段。

1. 医院战略的制定阶段

医院战略的制定是指通过对医院战略环境分析来确定医院宗旨、目标、经营领域和资源配置等战略诸要素的管理过程。这个管理过程的任务是对医院的未来环境、未来条件和战略目标进行平衡，使医院有效地发挥自身的优势，克服劣势，利用机会，避免威胁。这个管理过程主要分为以下三个步骤：

（1）医院战略环境分析

战略环境分析是指在医院外部环境研究和医院内部条件分析的基础上，对医院战略形势的预测。它既是医院制定战略的前提，也是实施战略的一种环境条件假设。医院的外部环境包括宏观环境（政治、经济、技术和社会文化）因素和经营环境（行业和市场）因素；医院的内部条件包括医院的资源条件、管理条件和能力条件。医院战略环境分析的结果是预测和明确医院在战略发展中的机会和威胁、优势和劣势，是医院进行战略管理的基本依据。所以，医院战略环境分析的水平直接决定着医院发展战略的管理水平。

（2）确定医院战略要素

①医院宗旨

确定医院宗旨就是规定医院的任务，尤其是价值观念，即医院对社会某一方面应做出贡献的陈述，表明了医院谋求与社会共同发展的生存观。医院宗旨中对经营范围的陈述，表明了医院所从事的医疗服务领域；对其经营哲学和社会责任的陈述，是医院行为的准则，也是医院形象的表白。关于医院未来宗旨的陈述，称为战略宗旨，它是医院选择的基点。

②医院目标

目标是明确在战略期实现宗旨的程度和达到的具体成果，指明了医院奋斗的方向。所有的医院都有多项目标，它们构成多层次的复杂结构，从长期目标到中期和短期目标，从整体目标到部门和个人目标。那些影响医院总体方向和生存发展的目标被称为战略目标，即把医院的任务、环境和能力结合起来，将医院的经营管理任务具体化为一系列经营管理目标，包括医疗目标、服务目标、收入目标、形象目标、发展目标等。

③服务范围

它是指医院为实现目标所开拓的医院服务领域。医院为了实现战略目标，所要从事的服务领域被称为战略领域。确定战略领域就是确定医院未来经营服务的方向。

④竞争优势

竞争优势是医院战略的重要支柱。因为战略的功能就在于利用与竞争对手的差别优势，使医院至少在某些方面成为所选准的服务领域中受欢迎的供应者。确定一个或多个优于竞争者的竞争优势是战略成功的保证。

⑤战略体制

医院要在所从事的服务领域确立竞争优势，就必须将能够支配的总资源从战略的观点予以合理配置，从而建立起与服务领域及其差别优势相适应的经营结构，即战略体制。这是医院发展战略管理者的基本任务。

（3）制订医院战略规划

战略规划是体现战略要素具体内容要求的重要政策、行动方案、预算、程序的组合，也称为战略文本。战略规划是在多方案论证基础上的一个抉择。它既是战略制定阶段的结果，也是战略实施的依据和开端。它是把战略目标与实施计划连接起来的纽带，兼顾了战略制定和战略实施的职能。

2. 医院战略的实施阶段

战略实施需要一个实施计划体系作为手段，同时需要一个高效的组织结构在组织上提供保证。

（1）计划体系的制定和实施

①中期计划

中期计划是指介于战略规划和短期行动计划之间的、以改变经营结构和建立战略体制为主要目的的综合计划。从时间和内容上看，它包括2~3年经营活动的经营计划和改变资源配置的项目计划。

②年度计划

年度计划是指以年度为单位的综合计划。它是具体实施战略和中期计划的行动计划，在内容上包括年度经营管理计划和项目实施计划。

③项目计划

项目计划是指为了实现战略转变而制订的某一项活动的一次性计划。其作用是根据医院的竞争优势改变资源配置，使经营结构与战略规划相适应。

④预算

制定预算的目的是在医院战略实施过程中有计划地和合理地分配资源。通过预算，医院能合理分配资源、控制资金的使用。每一个行动方案都要制定出各项活动所需的费用。

（2）战略实施的组织保证

医院管理者要根据医院战略的要求，调整医院的组织结构，以及做好与之相适应的人事安排，以适应战略实施的要求。同时，医院管理者还要根据医院战略的需求，选择适当的服务、财务、营销、研究和开发的战略，以提高医院战略实施的有效性。

3. 医院战略的评价和控制

医院战略的评价和控制是指对战略实施的效果进行评定，发现偏差并纠正偏差的战略管理活动。战略的评价和控制注重的是还没有发生的事件，是以预测而不是以现有的结果为依据。同时，战略控制的矫正行动也是始于事件发生之前，而不是事件发生之后。因此，医院战略的评价和控制一般包括以下三点：

（1）监视和分析医院内外环境的变化，并根据由此得到的信息重新评价医院的战略依据是否依然成立。

（2）测定各种战略活动的现状，并预测未来可能产生的绩效及对其他活动产生的影响。

（3）测定已发生的差距和预测将要发生的差距，并采取矫正行动。

4. 医院战略的修订阶段

医院战略的修订是指在医院的战略执行过程中，因产生的实际结果与预定目标有明显差距而对战略方案进行修改。战略修订的主要原因是战略环境发生变化、执行过程中发现战略方案不够准确、执行失误或提前完成阶段性战略目标等。根据情况的不同，可按照一定的程序进行局部性修订、职能性战略修订和总体战略修订。

二、医院总体发展战略

医院总体发展战略是指医院为了适应未来环境的变化，寻求长期生存和稳定发展而制定的总体性和长远的谋划与策略。具体地讲，总体发展战略是医院最高领导层为了使医院在未来激烈竞争的环境中求得生存和发展而绘制的一张蓝图。它是对未来外部环境的变化趋势和医院经营管理思想的集中体现，其本质是实现外部环境、医院实力和战略目标三者之间的动态平衡。

医院发展战略中最重要的是医院总体发展战略。可以说，总体战略是医院的灯塔，是医院管理者的望远镜，医院总体战略的成功是医院最大的成功，而总体战略的失误也是医院最大的失败。所以，医院的高层管理者应把主要精力放在对总体战略的研究、制定和实施上。

（一）医院总体发展战略的内容

医院总体发展战略的内容很多，它们组合在一起构成一个完整的战略方案系统，包括战略宗旨、战略目标、战略方针、战略重点和战略对策。

1. 战略宗旨

战略宗旨是医院制定和实施总体发展战略的总体指导思想和思维方式，是整个战略的灵魂。

医院作为社会的一个功能单位，它的存在就是社会所赋予的责任。医院通过自身的职能来体现其在社会中存在的价值。医院管理者的管理理念不应仅仅停留在医院如何生存，如何提高自身的经济效益。如果这样，就必然进入了一个误区，反而不能达到和实现医院的目标。医院管理者要调整角度，多站在需求者的角度思维、研究和制定战略，通过满足广大人民的健康需求，进而使自身得到发展。

战略宗旨的形成决策者除了必须具备一定的专业理论知识、丰富的实践经验和较高的素质外，还必须具有良好的战略思维能力和全局、长远、存亡的战略观念。当今，医院领导者有没有战略思维，是区别传统管理与现代管理的一个显著标志。

2. 战略目标

战略目标是指医院管理者在战略思想或宗旨的指导下，根据对医院外部环境和自身实力的分析、研究而确定的医院在一定时期内应该达到的总体水平。战略目标是医院总体发展战略的核心，它明确了医院在较长一段时期的发展方向、奋斗目标和总体任务，使医院各部门及全体员工在战略目标下结成互相联系的有机整体，发挥医院的整体功能。

医院总体发展战略目标通常有以下三种分类法：

（1）按性质分为成长性目标、稳定性目标和竞争性目标。成长性目标一般包括门诊就诊人次增长率、住院增长率、大型设备的利用率、新项目的开发等，它表明医院发展壮大的目标。稳定性目标一般可用不良事件下降率、经营安全率、资金周转率、设备完好率、固定资产净值率和资金支付能力等指标表示，它表明医院力求达到经营安全程度的目标。竞争性目标表明医院力求提高竞争地位与自身实力的目标，一般可用服务质量等级、成本水平、市场占有率等指标表示。

（2）按阶段分为最终目标和阶段目标。最终目标是指一个完整时期结束时应达到的目标，阶段目标是指构成该时期各个阶段的目标。

（3）按管理层次分为医院目标、职能部门的目标、病房管理的目标等。

3. 战略方针

战略方针是指医院为贯彻战略思想和实现战略目标所确定的医院服务活动中应遵循的基本原则和行动指南。它体现了医院的战略思想，有助于战略目标的实现，对医院的全部服务活动具有导向作用、指引作用和准则作用，每个医院都应根据各自不同特点，制定和实施其战略方针。比如，某家医院提出的"医疗规范化、服务人性化、品牌特色化"的服务质量方针等。

4. 战略重点

战略重点是指那些关系到战略目标能否实现的重大的、关键的项目、环节或部门。制定医院战略不能没有战略重点，如果没有战略重点，在战略实施过程中就不能集中优势力量解决关键性问题，就会严重影响整个战略的发展。所以，在战略目标的基础上制定战略重点，是为了进一步保证战略目标的实现。作为战略重点，需要具备两个基本条件：首先，它必须是实现战略目标的关键因素，对实现战略目标具有举足轻重的作用；其次，它必须是实现战略目标过程中的薄弱环节，不突破这个环节，医院的战略目标将无法实现。

5. 战略对策

战略对策是指为实现战略目标而采取的重要措施和手段。它是针对实现战略思想和战略目标的需要而制定的，并常采取配套的战略对策体系来达到预期的效果。

战略目标具有长期性和相对稳定性，不宜经常做较大的变动。而战略对策则不然，它属于一种短期决策，必须随时根据外部环境和内部条件的变化选择一种或几种有效方法来应对。制定实现战略目标的战略对策，有的是根据已经出现的问题而采取的应急性措施，但在更多的场合下，是依据收集到的信息，分析和预测未来可能出现的矛盾或问题，并制定出相应的防范措施和办法，这种预见性对于实现战略目标意义重大。

（二）医院总体发展战略体系

医院的战略是由不同层次、不同方面的战略构成的，即由总体战略和各服务领域战略、各个方面的职能战略构成。它们之间互相配合、互相制约，形成了有机的整体，可使医院各个方面的工作都置于总体战略的指导之下。这是医院进行战略管理的一项基本内容，是实现战略目标、引导医院走向成功的必要条件。

1. 总体战略

总体发展战略与医院的组织结构相适应，也划分为一定的层次。有医院一级的总体战略，也有分部门一级的总体战略。总体战略是医院中某一层次战略体系的整体与核心。它奠定了该层次战略体系的基础，具有统率全局的作用。

医院的总体战略有以下两种分类方法：

（1）根据行为特点进行分类

①发展型战略

这是一种使医院在现有的战略基础水平向更高一级的目标发展的战略。它引导医院不断开发新的医疗服务，开拓新的市场，采用新的服务方式和管理模式，以提高医院的竞争实力，使医院由小变大，由弱到强，不断发展壮大。发展型战略是众多医院广泛采用的战略，按照发展的方向不同，发展型战略又具体分为集中型发展战略、横向一体化发展战略、纵向一体化发展战略、同心多样化发展战略和复合多样化发展战略等。

②紧缩型战略

紧缩型战略指医院从现有的战略基础水平上往后收缩和撤退，且偏离战略起点较大的一种战略。这种类型的战略常在经济不景气、财政收缩、环境不良、内部因素不良等情况下使用。紧缩型战略具体又分为适应性紧缩战略、失败性紧缩战略和调整性紧缩战略等。

③稳定型战略

稳定型战略指根据外部环境和内部条件，医院在战略期内所期望达到的经营状况基本保持在战略起点水平的一种战略。

（2）根据战略中心不同进行分类

①低成本战略

低成本战略指医院为了在竞争中居于有利地位而采取行业中低成本服务者的一种战略。它的核心是使医院在不影响服务质量的前提下，尽可能降低成本，从而取得竞争优势。

②重点战略

重点战略指医院集中其主要力量开展某个科室或项目的服务，以满足某个健康市场需要的一种战略。这种战略便于实现专业化，有利于提高效率、降低成本、打出品牌和提高信任度。

③差异化战略

差异化战略指医院凭借技术与管理措施使本医院的医疗服务在质量、内容、项目等方面与众不同，胜过竞争对手的一种战略。实行这种战略需要在服务项目、专科特色、宣传等方面充分发挥创造性。

2. 职能战略

职能战略是指为了保证总体战略的实现，运用研究、开发、服务、技术、财务、组织、人事等方面的职能，使医院的服务活动更加有效地适应外部环境而制定的战略。它是总体战略按医院专门职能的落实和具体化。它比总体战略更清晰、更详细地表明了医院的战略目标、任务和措施等。一般来说，医院的总体战略都要通过具体的职能战略来实现。一个医院的职能战略往往有许多种，如人才发展战略、技术开发战略、投资战略、市场发展战略、服务战略等。

（三）医院总体发展战略的选择

1. 影响战略选择的关键因素

（1）医院环境

医院战略的选择取决于医院对环境的依赖程度和环境对医院的制约程度。影响医院战略选择的环境大体包括以下三个层次：一是微观环境，即医院的内部条件；二是行业环境，即医院与患者、竞争者、政府、卫生组织的关系和医院所处地位；三是宏观环境，即社会的经济、政治、技术和文化状况。

（2）医院对风险的态度

战略选择中风险因素不可避免，关键在于医院决策者对风险所持的态度。医院决策者面对风险一般有两种态度。一种是乐于承担风险，他们往往在更多的战略方案中做出选择，表现出强劲的进取精神；另一种是尽可能回避风险，他们往往注重过去成功的战略，不到万不得已的情况下很难做出创新性选择，这种稳健的态度往往将战略选择局限在较狭窄的空间内。

战略选择需要考虑各种方案可能会产生的风险。风险来自多方面，如组织结构调整、服务模式改变和能力扩张、专科特色、技术创新等，没有一种战略选择可以消除实施过程中固有的风险，每个方案都不可避免地存在预测结果的否定性因素。在选择战略决策时，高层管理者必须创新，创新就会冒险，而不创新、不冒险本身就是医院发展的最大风险。

（3）医院文化

战略选择时需要适应医院文化，有利于战略方案的推动。如果选择的战略方案与医院文化格格不入，就会招致失败，除非高层管理者有极高的权威，使其成为影响医院文化、缩小战略方案与医院文化之间差距的强有力的因素。

（4）非决策者的态度

战略选择决策是医院高层管理者的行为，但这并不意味着决策者可以忽视其他管理者和员工的态度。由于非决策者，特别是低层管理者和职能部门人员，将从个人或部门的目标和利益的角度提出不同于决策者选择的战略方案，抵制不为自己所支持的战略规划；即使战略方案强行通过，他们也会或明或暗地采取各种消极态度来降低战略规划对其的约束力，从而使战略方案在实施过程中扭曲变形。了解非决策者的意见和倾向，尽可能提出能被他们理解和支持的战略方案，是战略选择能被通过及顺利实施的关键。同时，允许低层管理者和员工提交倾向性的看法和方案，听取他们真实的、有效的意见，充分尊重下属的权利和观点，对战略决策的选择至关重要。

2. 总体发展战略的选择

每一所医院都希望在复杂多变的客观环境中寻求生存和发展的方向与途径。由于不同时期医院发展的不同阶段，医院客观环境条件的不同，医院生存和发展的道路也会有所差异，因此必须首先从总体上考虑医院生存和发展战略问题，根据各自的条件状况选择合适的战略方向。

（1）扩张战略

扩张战略是指扩大现有的规模，或者在原有医院范围内增加服务项目和服务量，或者投资新的事业领域，或者推动医院之间的联合与兼并，以促进医院不断发展的一种战略。扩张需要资本投入，也可获得更多回报；扩张也是一种挑战，可带来服务扩大、效益增加；扩张表现为组织扩大，管理更趋复杂。

医院扩张战略的核心是通过扩张来发展和壮大医院，它的适用条件有以下三种情况：

①医院从内外环境的变化中，扩张的机遇已充分显示出来，医院对促成扩张的客观条件、收益和风险都有了全面认识并做好了相关准备。

②医院拥有扩张所需的资金和其他资源。即使不足，也可以通过资源调配和优化组合来弥补这种不足。

③医院已具有扩大经营规模、实行扩张型管理的能力和勇气；高层领导具有敏锐洞察力和创新精神。

（2）维持战略

维持战略是指医院在一定时期内对医疗服务、技术、医疗市场占有等方面采取维持现状的一种战略。维持战略的核心是医院不扩大服务规模，重点在于提高质量、加强内涵、改善现有医疗服务条件。多数医院选择维持战略为主，巩固成果，积蓄力量。

维持战略主要适用于以下情况：

①医院外部环境相对稳定，既无大的威胁，也没有过多的机会。

②医院运营状况良好，医疗服务项目和质量在较长时期内仍有明显的行业优势。

③投入资金较大的大型医院，市场地位较稳固，为了避免风险，不倾向扩张，注重调整和优化资源，以提高效率与效益。

（3）紧缩战略

紧缩战略是指社会对某种医疗需求下降的情况下，医院在原有的服务领域内已处于不利地位，自己又无能力改变这种情况，只能逐渐收缩，以至于退出原有的某些服务领域，将战略重点转移到对医院更有利的服务领域的一种战略。这种战略一般适用于医院在经营环境中处于严重的不利地位、社会的医疗需求降低或发生转移、疾病谱变化、资源有限、某科室服务量出现萎缩、社会经济不景气等情况。

第二章 医院科教管理

第一节 医院科研管理

一、医院的科研项目管理

(一) 科研项目的分类及其特点

根据联合国教科文组织对研究与发展（R&D）活动的统一划分，研究与发展活动由基础研究、应用研究和试验开发活动三部分组成，基础研究和应用研究统称为科学研究，而试验开发则相对独立。

1. 基础研究

基础研究是指为获得关于现象和可观察事实的基本原理及新知识而进行的实验性和理论性工作，它不以任何专门或特定的应用或使用为目的。它具有以下特点：①以认识想象、发现和开拓新的知识领域为目的，解释现象的本质，揭示物质运动规律，或者提出和验证各种设想、理论或定律。②没有任何特定的应用或使用目的，在进行研究时对其成果并不十分明确。③一般由科学研究人员承担，他们在确定研究专题以及安排工作上有很大程度的自由。④研究结果通常具有一般的或普遍的正确性，成果常表现为一般原则、理论或规律并以论文的形式表现出来。

2. 应用研究

应用研究是指为获得新知识而进行的创造性研究，它主要针对某一特定的实际目的或目标。它的特点如下：①具有特定的实际目的或应用目标，具体表现为：为了确定基础研究成果可能的用途或者为达到预定的目标探索应采取的新方法或新途径。②在围绕特定目的或目标进行研究的过程中获取新的知识，为解决实际问题提供科学依据。③研究结果一般只影响科学技术的有限范围，并具有专门的性质，针对具体的领域、问题，其成果形式以科学论文、专著、原理性模型或发明专利为主。

3. 试验开发

试验开发是指利用从基础研究、应用研究和实际经验所获得的现有知识，为产生新的产品、材料和装置，建立新的工艺、系统和服务，以及对已产生和建立的上述各项做实质性的改进而进行的系统性工作，其本质是为满足需求创造新的可应用的新产品、新工艺或新材料等。它的特点如下：①运用基础研究、应用研究的知识或实际经验。②以开辟新的应用为目的，具体地说就是为了提供新材料、新产品和装置、新工艺、新系统和新的服务，或对已有的上述各项进行实质性的改进。③其成果形式主要是专利、专有知识、具有新产品基本特征的产品原型或具有新装置基本特征的原始样机等。

(二) 科研项目管理的定义与特点

1. 科研项目管理的定义

项目管理就是为了满足甚至超越项目涉及人员对项目的需求和期望而将理论知识、技能、工具和技巧应用到项目的活动中。同时，定义中还强调项目管理必须满足需求和期望不同的利害关系者在项目的范围、质量、进度、成本和风险等各方面提出的互相冲突的已明确和未明确表达的要求，创造出令项目利害关系者满意的产品或服务。科研项目管理则是在有限的资源条件下，为保证科研项目的质量、进度、成本达到最优化，同时尽量减少项目失败的风险而采取的各种措施。科研项目管理是一个系统工程，它是项目管理技术与具体科研项目相结合的产物，它不但强调需要项目管理的技术，同时强调项目管理技术必须与具体的科研相结合才能产生巨大的社会、经济和技术效益。科研项目与工程建设项目生命周期相似。工程建设项目的生命周期是指从项目的产生、发展、成熟到项目结束，而科研项目则表现为项目的申报、立项，项目启动、实施到项目验收结束。科研项目在申报、准备阶段就已经开始了前期的可行性分析、基本材料的准备、设备的采购、队伍的组织。

对于项目管理者来讲，需要对项目立项前期的项目申请、可行性研究论证等进行管理，以提高项目申报的成功率。在项目启动后，投入逐渐增加，项目的资源消耗也同步增加，参与人员在项目中投入的有效时间也增加，到项目即将完成之前，逐渐减少投入，但是总投入随时间的延续而不断增加。在这个过程中，项目管理者应该对项目实施跟踪管理，以保证项目按照立项时所设立的目标顺利实施。项目完成后，对项目管理者来说，存在总结验收而须进行管理以揭示项目已经产生和潜在的收益。

2. 科研项目管理的特点

由于项目的特殊性，使得项目管理也具有区别于其他管理的显著特征。具体地讲，项目管理主要特征如下：

（1）项目管理的对象是项目或被当作项目处理的其他活动。

（2）项目管理的哲学和方法论基础是系统理论，项目管理的全过程都贯穿系统工程的思想，它把项目看作由一系列的活动或任务组成的动态系统，依据系统论的整体—分解—综合的原理，将项目分解为许多的工作包，由责任者分别按要求完成目标，然后综合成最终的成果；同时，把项目看成一个有完整生命周期的过程，把过程和结构统一起来，从系统整体上把握整个项目。

（3）项目管理采用基于团队管理的项目经理个人负责制的组织形式，其中有以下三层意思：一是与职能部门相比，项目管理有了组织的概念，需要围绕项目来组织资源；二是项目管理采用的是团队的组织形式，项目团队成员共同做出决定、共同负责、共同享有回报和荣誉；三是与一般的团队相比，突出了项目经理的作用，项目经理独立地掌握垂直的命令链，这是由项目系统管理的要求决定的。项目经理是项目各种活动的集成中心，为项目的成功实施负最终的责任。

（4）项目管理的组织是临时性的，这是由项目的一次性决定的。对大多数企业来说，职能分工结构是企业的主要组织形式，项目组织一般游离于企业组织之外，项目管理组织的临时性主要是针对这种情况提出的，随着企业经营环境的变化，企业中的项目和按项目来管理的运作活动会越来越多，特别是对一些项目型组织，项目组织将成为企业的主要组织形式。但对于具体的项目来说，它仍然具有临时性。

（5）项目管理的组织是柔性的。项目组织打破了传统的固定建制的组织形式，而是根据项目生命周期各个阶段的不同需要适时地调整组织的配置。

（6）项目管理是对过程的动态管理。在项目生命周期的不同阶段，工作的性质明显不同，因而管理的重点也不同，需要项目经理根据项目生命周期不同阶段的特点进行有针对性的管理。在项目的动态管理过程中，特别强调其协调和控制的功能。由于冲突和不断的变化是项目管理的固有特点，处理各种冲突和意外事件是项目管理的主要工作。

（7）项目管理方法具有综合性和先进性。项目管理不仅重视物和事的一面，同时更加重视人的一面。项目管理理论和方法本身就是在系统理论的基础上，吸收了运筹学、质量管理、技术经济学、组织行为学等现代管理理论而形成的，是对传统系统管理思想的发展。另外，现代项目管理理论和方法是在广泛地应用信息技术的基础上迅速发展起来的，在现代信息技术强大的信息处理能力的支持下，现代项目管理的效率有了极大的提高，成为现在各行各业广泛应用的一门管理技术。

（三）项目的立项程序

1. 项目建议

科研项目立项组织方式主要有三种，即自上而下的组织方式、自下而上的组织方式，以及自上而下与自下而上相结合的组织方式。自上而下的组织方式指项目委托方按照项目计划的目标确定项目选择范围，组织备选项目，这种组织方式有利于从整体上把握项目战略计划。但是由于难以全面了解组织内部科技资源状况，可能会导致科技资源的浪费，特别是可能会因忽视一些研究人员的意见而丧失新的技术机会、商业机会。自下而上的组织方式指由科研研究人员结合自身研究兴趣和优势，提出备选项目。这种组织方式有利于发挥科学家的创造性，但是存在项目目标偏离计划目标的可能性，例如可能会出现由互不相关课题组成的拼盘项目，形式上的综合可能满足了项目计划目标的要求，实际上难以达到项目计划的目标。因此，实践中常采取自上而下与自下而上相结合的组织方式以克服上述两种方式的弊端。无论采用何种组织方式，项目建议的评审工作都无例外地由项目委托方负责组织，这就要求项目管理机构和项目组织结合具体的科研项目，选择合理的项目建议方式。

2. 项目可行性论证

对于工程或投资项目的可行性研究主要从经济、技术和收益三大方面做深入的论证研究，而科研项目由于不确定性和科研成果主要表现为知识、难以表述和衡量的特点，所以科研项目的可行性研究主要从研究的技术路线的可行性论证，最终确定研究方案的可行性，并选择最佳方案。

按现有的立项程序，项目建议通过立项评审之后，项目委托方才组织项目可行性论证。项目建议通过立项评审的项目几乎没有一项没通过项目可行性论证，却有科研项目因无法实现既定目标而中止。如果项目建议提出时已考虑了项目的可行性，那么立项程序中的可行性论证只是对项目建议提出时所做的可行性论证的一种形式上的补充和完善，自然通过可行性论证的可能性近乎100%。事实上，项目建议评审时提出的技术、经济指标在可行性论证时常常是变动的，有时变动会很大，以致项目目标都变了。因此，科研项目立项的首要标准是满足项目计划目标，其次才考虑项目的可行性，在项目建议评审中确定的项目目标如果有问题，常常是修改项目目标而不是放弃该项目另行选择项目。

3. 签订项目合同

签订项目合同是项目立项程序中的最后一个环节，既是项目建议评审和项目可行性论证结果的总结，又是为项目实施过程管理和验收管理提供依据。也正是在这一环节最能体现项目管理的系统化思想，即在提出项目实施的技术路线和有关项目考核的技术、经济指标的同时，考虑项目实施（过程）管理和项目验收的需要。例如，在项目合同中明确项目执行过程中的技术关键点和相应的技术、经济指标，以便项目实施过程管理，项目合同中供考核的有关技术、经济指标应是可度量、可比较和可评价的指标，以便项目验收；在项目合同中还应明确规定项目合同考核指标变更的程序，即只有项目委托方才有权决定更改项目合同考核指标。科研项目课题的创新性、可行性、实用性、合理性是项目能否立项的关键。因此，在科研项目申请立项管理过程中，首先要求项目负责人在申请书上将项目研究的思想充分表达出来，做好项目课题论证设计，明确项目实施的技术关键点和项目的考核指标。项目申请书另一个重点是经费的合理预算，强调申报者的经费预算应该与成果形式相符，与项目的研究性质相符，与项目研究的持续时间相符。经费预算合理，不仅能够提高项目的中标率，而且能保证项目研究的顺利进行，减少了项目研究中出现的问题，为申报获准后项目实施过程的控制管理奠定良好的基础。

在立项管理的过程中，科研管理部门要发挥应有的作用，组织同行专家对申请项目进行可行性论证，对项目的立论依据、研究目标、技术路线、研究方案、质量和成本控制方案等进行评议，防止项目目标不明确、方案不可行，要把好选题关、论证关、申报关，确保研究价值较高、研究方向正确、研究把握大、能产出高质量研究成果的申请项目预选上报，使项目的申报立足比较高的起点上。同时，在项目申请过程中应注意与项目上级部门加强沟通，及时了解上级立项主要意图和有关的最新动态，提高项目命中率。

（四）项目的流程管理

科研项目实施阶段主要是指科研项目立项后组织实施直至科研成果验收前这一阶段，该阶段是项目控制的核心。科研项目实施阶段管理包含两个方面的含义：一是对以科研过程为核心的各个阶段一般性的管理；二是对科研项目过程各要素（进度、质量、成本等要素）及其相互作用关系的管理。

1. 科研项目计划

科研项目计划是科研单位根据项目目标，对科研项目实施工作进行的各项活动做出周密的安排。科研项目计划围绕项目目标，系统地确定项目的任务、安排任务进度、编制完成任务所需的资源预算等，从而保证研发项目能够在合理的工期内，用尽可能低的成本和尽可能高的质量完成。科研项目计划是保证科研项目目标实现的必要手段，也是用来指导组织、实施、协调和控制研发项目过程的工具。在科研项目立项后，要实现其目标，一个具体的项目计划是十分必要的。但是由于科研项目是探索未知的领域，具有很大的创造性和不确定性，影响科研项目实施的因素较多，特别是研究人员的知识水平和知识结构及研究方案对项目研究的影响较大。随着研究的深入，研究人员的认知也随之发生改变，就有可能要求改变研究的计划，甚至要完全改变最初的研究路线。在制订科研项目计划的过程中必须考虑这些因素，因此科研项目强调计划的弹性，科研计划弹性的实质是项目控制的适度。这不同于一般工程项目，工程项目实施过程强调按照计划控制的严格性，在实施过程中即使发生偏差，往往也只是通过具体的技术或其他措施纠正，使其按照最初计划进行。

应该强调的是，科研项目计划编制完成后的结果必须经过项目组评审，达成共识，然后报请上级主管审批之后并形成科研项目的基准计划。只有让科研项目团队能够认可并做出承诺的项目计划才能得到更好的贯彻执行。科研项目基准计划的完成，并非项目计划过程的终结，而只是一个阶段性成果，还应该把科研项目的基准计划置于变更控制之下。在科研项目的执行期间，根据不断变化的情况做出调整，以保证计划的有效性和权威性。在整个科研项目生命周期内，科研项目计划是一个循环往复的过程。

2. 项目跟踪管理

项目跟踪管理的目标就是通过定期而又有效的监督和控制，调整项目目标以适应外界技术环境的变化，从而保证计划目标的实现。对科研项目进行跟踪控制管理通常都要求项目提供定期的总结报告，并在此基础上对项目进行定期的检查和评议，提出书面报告，定期检查的时间因具体的项目而异。从目前科研项目管理的实践来看，项目跟踪管理是比较薄弱的一个环节，例如对于项目的查新没有专门要求。事实上，项目的查新工作不仅在项目立项时具有重要意义，在项目实施管理和项目验收中同样不可缺少。项目跟踪管理不仅要按合同或任务委托书检查项目的进展，确定项目的实际进展和既定目标的差距，找出原因并提出解决问题的办法，更重要的是对项目目标进行跟踪查新、考察外部社会、政治、法律、经济、技术环境变化对于项目目标的影响程度，特别是经济、技术环境变化的影响，确定是否修改项目目标继续实施，或是中止项目实施。只有时刻把握项目目标的科学性、先进性和可行性，才能保证项目相关方的利益。实践中由于外界环境变化而使项目研究失去意义的案例并不少见。

3. 项目验收管理

科研项目的成果产出是委托方、项目承担者、项目管理者共同关心的问题，如何合理科学地衡量项目的产出和绩效是验收管理的焦点。科研项目的验收管理有利于决策者今后对项目的管理，也有利于今后资源的分配。

项目验收管理的主要内容包括检查项目合同考核指标的达标情况、评估项目的组织与管理、确认和评价项目的研究成果。项目管理方法对于项目验收的要求比较具体，例如要求项目提交的验收文件包括项目合同、可行性研究报告、项目总结报告、重大成果简介鉴定报告、经费决算表。通常由项目委托方组织专家验收组进行验收。验收的主要内容是检查项目合同的完成情况，评价项目的绩效和组织管理工作，审计项目经费的使用情况，评估项目立项目标的科学性、合理性。

（1）合同考核指标

项目验收管理的内容之一是检查项目合同考核指标的达标情况。验收工作的依据是立项合同中可测、可评、可比较的考核指标，验收过程中应要求对考核指标给出肯定或否定的明确的意见。这样对项目的验收就有一个明确的标准。需要指出的是，项目目标及相应的考核指标的变更只有项目委托方有权批准，有关批准书应在验收时向项目验收委员会提供。

（2）项目的组织与管理

项目验收管理的内容之二是评估项目的组织与管理，包括审核项目经费使用合理性，分析科研项目所设课题、子课题的相关度，评价项目主管单位、项目负责人、课题负责人之间信息沟通的方式和有效性以及项目实施调控的手段和效果。

4. 项目的绩效管理

项目验收管理的内容之三是对于项目获得的成果进行确认和评价。科研项目的绩效管理往往是通过验收委员会对科研项目的成果产出、学术创新、经济与社会价值、科研人员的培养等方面进行评价实现的。科研项目绩效评价的方法和指标大体可以归为三类：同行评议法、文献计量法和综合评价等方法。

科研项目管理过程是基于现代项目管理的生命周期理论，通过对科研项目的立项阶段、实施阶段和验收阶段的管理控制，实现对整个项目的管理。在科研项目的管理过程中，由于项目资源的消耗、项目的组织控制主要是在实施阶段，因此，项目实施阶段的管理是整个项目控制的重点。

（五）项目的评估反馈

项目评估反馈是通过定期或不定期检查而有效地监督和控制项目进度、质量和水平，从而保证计划目标的实现。由于科研项目通常具有研究周期长、投资强度高、涉及面广、技术难度大、不可预见因素多等特点，项目目标受外部环境变化的影响较大，因此选择项目实施的关键时机，评估项目既定目标的有效性，考核项目进度、质量水平，对于确保项目完成具有重要意义。

项目进展评估反馈主要是根据项目当初的研究计划对项目的进展情况进行跟踪、比较、监测、评议，并考虑新的环境因素变动或主客观要求，对已经发生的情况做阶段性总结并对项目今后的工作与实施提出意见或建议。对科研项目开展进展评估，重要的是应根据项目的生命周期过程中的阶段进行分阶段的评估，制定不同阶段的参照标准进行对比分析。

利用项目评估反馈对科研项目实施有效管理，保证项目按照计划进行，最终取得预期成果，是有效可行的管理方法。运用科学的评价方法对科研项目实施过程进行评估，确定项目是继续按计划实施或是调整或是中止研究，为项目管理提供决策依据，从而在项目实施过程中对项目进行有效调控，促使其达到预期成果和目标。

科研项目初始选择是在项目实施之前对多个候选方案进行决策，在项目实施之前，客观对象、环境因素未受到决策的干扰与影响。而对于进展评估，由于项目已非初始状态，已按计划进行了一段时间，由于客观实际可能会与原计划有出入，可根据评估结果要求项目做出适当的调整或追加投资；但对于实施效果和评估结果差的项目，则应中止。因此，在科研项目实施过程中，科研单位科研管理部门必须加强检查监督和协调工作，可采取自查和他查、阶段检查和定期检查相结合的方式，及时采取措施解决检查中发现的问题，协调各方的关系，以确保项目按计划、高质量地完成。

二、医院学科建设

（一）概念

医学学科是医院的基本组成单位，是医院各类资源集成的复合体。完善的学科体系、优势的学科群落、特色的学科方向是目前医院提高医疗技术水平、优化人才培养环境、强化医学科研实力、实现可持续发展的基础和关键。随着我国医疗管理水平的不断提高，医院的学科建设受到越来越多的重视，已经成为医院核心竞争力的重要标志。

（二）基本方法

学科建设是医院建设的根本和前提，是一项复杂的、系统性的工程，涉及科研、人才培养、教学、基础平台建设等诸多方面，是一项长期而艰巨的工作。要实现学科的发展，必须在这些众多方面均有所进步和提高。其中，制订科学合理的学科建设规划和培养结构完善的人才梯队、技术队伍是学科发展的核心和重点，先进的基础平台是学科发展建设的有力支撑。

1. 学科建设规划

学科建设的最终目标是提升学科水平、形成核心竞争力。在学科建设过程中，制订科学合理的建设规划是学科发展的根本保证。由于目前综合性医院学科门类繁多，医院难以在所有学科上齐头并进。为保证能够有效地组织利用院内有限资源，达到最优的建设成效，首先就要挑选一批医疗服务质量优良、拥有较高学术造诣的学科带头人、学术技术队伍梯队结构合理、开展科学研究和技术创新的基本条件较好、综合实力较强的学科作为医院重点发展的学科，即重点学科。这样在学科建设过程中，医院就可以把重点学科作为核心，集中精力整合医院最优秀的人才、最充足的资金、最先进的设备来创建和发展重点学科，促使重点学科的技术水平和学术地位能尽早达到国内领先、国际先进的水平，从而形成一批高质量、有特色的优势学科，形成医院的品牌。在规划重点学科的发展方向时，医院领导应根据自身学科已有的基础优势，结合国家或区域等卫生发展需求及同期的卫生发展规划，不断凝练学科方向，使学科方向相对集中和稳定，保证优势资源的集中投入，争取尽快产出科研成果。另外，学科的建设也要注意培养新的学科增长点，要瞄准前沿，不断促进学科交叉、融合和新型学科的生长，从而突出自己的特色和优势，提高学科水平。重点学科发展起来后，又可以为医务人员提供一个良好的学习环境，成为优秀学科技术人员的培养基地，这也有利于高层次学科技术人员的培养。许多的临床医学专家，都是重点学科带头人。在这个过程中，重点学科可以充分发挥其龙头效应，进而形成一种辐射力量带动医院其他一般学科、新兴学科的共同发展，形成结构比例合理的科研体系，以重点带动一般，互相配合发挥整体效应，从而使医院的科研实力实现跨越式的发展。

2. 学科梯队建设

在医院学科建设过程中，培养一支结构合理、医术精湛、有较强科研能力和创新能力的人才队伍，是提高学科发展水平的关键。在学科梯队中，学科带头人是其中的中坚力量，也是竞争的核心，他们在各学科发展和医疗活动中发挥着领头羊和骨干的作用。培养选拔年富力强、具有真才实学、有组织管理能力、有良好的学术道德的优秀科技人才作为学科带头人最为重要。因此，医院应制定优秀学术骨干引进、培养、选拔的制度并贯彻落实，从而保证学科带头人是由在本学科领域有一定造诣和学术影响力的人员担任。除此以外，医院应重视培养中青年技术骨干，以实现人才储备。例如，医院可通过设立院级人才项目或科研项目，促进中青年优秀人才脱颖而出，明确重点培养对象，进行跟踪考核评估。这将对医院的可持续发展发挥重要的作用。

在学科人才梯队建设的过程中，医院应鼓励各学科积极开展国内外合作研究，坚持"走出去、请进来"的政策，巩固现有的合作交流渠道并不断拓展新的合作领域，与国内外著名医疗、科研机构建立更为广泛和稳定的国际合作交流渠道。例如，为培养高级学科人才，医院可以制定出国进修管理制度，每年选派院内的优秀人才有针对性地到国外一流大学研修，参加各类学术会议、考察，从而学习国际医学发展前沿的理论和技术。"请进来"则是说多举办有影响的国际学术会议，聘请客座教授，定期邀请国际知名专家来院开展广泛的、实质性的国际交流与合作。通过广泛的交流，以项目合作为桥梁，促进本单位与国外知名的研究机构紧密合作，学习先进的科研理念及技术，求得共同发展，增强在国内外学术界的影响力，争取使医院科学研究整体水平处于国内和国际先进行列。

（三）学科的基础平台建设

科研平台，是科研人员在不同的学科领域进行科研工作的平台，是所有科研工作的基础。传统的科研平台主要是指实验室、图书馆等科研基础设施，现在随着医院信息化的不断发展，学科的信息化管理也成为科研平台的重要组成部分。

这样，不同学科领域内的科研平台互相交错、互相融合，形成一个全院的科研平台网络。

1. 实验室建设

实验室建设是学科基础平台建设的重要内容。学科实验室作为学科科研工作的支撑，是为医院科研工作提供技术、共享服务的开放性平台。实验室主要提供实验场地及公共仪器使用，代为检测实验标本或标本收集保存，提供实验技术指导，协助完成实验内容，以及参与课题合作、申请、涉及实验方案及实施等。学科实验室是临床医师与研究生建立科研思维方法、掌握科研技能、完成科研课题和取得科研成果的研究基地。

在实验室建设的过程中，应以开放、共享、规范的原则，争取扩大实验室的服务人群及影响范围，并且向那些重点科研平台倾斜，大力支持重点科研项目研究与开发，从而争取为医院产生更多的经济效益和社会效益。

在实验室的建设发展过程中，学科的科研水平不断提高，学术影响力不断扩大，在原有的基础上，学科也可以适时地争取申请校级、市级甚至国家级的重点实验室及研究所，从而最终将其发展成为学科的特色和品牌。

2. 学科信息建设

医院的信息化管理还处于初步发展的阶段，许多学科建设信息管理还是手工操作，浪费了大量的人力、物力。完善学科建设信息管理系统，加强学科信息的电子化、网络化，有助于提高信息资源的利用率，实现信息资源的共享。学科建设信息管理系统容纳了学科建设所需的各种信息，如科研、教学、实验室设备、电子数据库、学术交流等众多方面和环节。该系统对学科建设所需各个方面的信息进行了智能化的管理，替代一直以来使用的传统人工文件档案管理，可以极大地提高科研管理工作的效率，增强保密性，并且也使科研人员可以更加快速有效地查询学科建设的各类相关资料。

除此以外，学科建设网络系统的建立可以使得院领导和学科带头人能更清晰、及时地了解学科的发展状态，从而加强管理，及时发现和纠正学科建设中存在的问题和不足之处，促进学科竞争力的提高。

3. 学科评估

医学学科的建设离不开一整套明确的、定量定性相结合的学科评估体系。只有通过一个科学的评估体系，才能对院内学科建设的成效进行评价，达到检查、监督、促进学科发展、提升工作绩效的作用。学科评估的重点在于学科带头人的学术水平、学科人才梯队建设、科研成果与创新能力等方面，应定期进行。对建设期间学科的发展情况及存在问题提出整改意见。对于医院重点学科考核内容一般包括下列内容：①年度计划中的内容及考核指标；②学科建设总体情况小结，与建设前的对比情况（亚学科建设、医疗、科研、教学、人才培养、精神文明等）；③学科研究工作主要进展和阶段性成果；④学科医疗工作（临床新技术开展及推广情况等）主要进展和阶段性成果；⑤学科教学、人才培养、精神文明建设等工作主要进展和阶段性成果；⑥学科负责人及其他人员建设期内获得外来科研项目、人才培养项目情况；⑦下一阶段学科建设计划；⑧学科建设存在的问题、建议及其他需要说明的情况；⑨其他，建设期内作为第一负责人获得外来科研项目、人才培养项目、已发表论文成果专利等的证明材料复印件。

学科评估可聘请同行专家进行评议。重点学科在建设期内进行中期评估和终末期评估，根据重点学科评估标准，由专家提出各学科建设中存在的问题。建设时间过半进行中期评估时，对在中期评估中成绩排名末位的，同时又低于后备补充学科评估成绩或存在问题的，对学科负责人予以警告并限期整改。建设期结束后进行终末期评估，如评估成绩未达标，或后备补充学科评估成绩高于建设学科的，则由后备学科作为下一轮重点学科获得资助。通过这样重点学科滚动式的评估和监督，可以使得一批真正意义上的优秀、有活力、有科研创造力的学科脱颖而出，成为医院的发展主力，最终提高医院的综合实力，创建本院独特的学科特色和品牌。

第二节 医院教学管理

一、管理体制及各部门职责

（一）管理体制

医院主要承担高等医学院校的临床教学任务，高等医学院校的临床教学基地分隶属管理和非隶属管理两种，包括附属医院（临床医学院）、教学医院和实习医院三种类型。

1. 附属医院（临床医学院）

高等医学院校的附属医院是学校的组成部分。承担临床教学是附属医院的基本任务之一。附属医院的设置、规模、结构及其工作水平，是对高等医学院校进行条件评估的重要依据之一。附属医院的主要教学任务是临床理论教学、临床见习、临床实习、毕业实习。

2. 教学医院

高等医学院校的教学医院是指经国家卫生计生委、国家中医药管理局和教育委员会备案的，与高等医学院校建立稳定教学协作关系的地方、部门、工矿、部队所属的综合医院或专科医院，承担高等医学院校的部分临床理论教学、临床见习、临床实习和毕业实习任务。

3. 实习医院

实习医院是学生临床见习、临床实习、毕业实习和接受医药卫生国情教育的重要基地。

实习医院是经学校与医院商定，与高等医学院校建立稳定教学协作关系的地方、部门、工矿、部队所属的医院，承担高等医学院校的部分学生临床见习、临床实习和毕业实习任务。

（二）临床教学基地各部门职责

1. 教务科

教务科是医院的教学管理职能部门，根据大学的总体教学任务，安排编制医院的教学计划并组织教研室实施。协助主管院长制定管理措施，指导教学工作，进行教学质量监控，协调各部门之间的相互关系，发现和解决教学中存在的困难和问题，完成教学任务目标。

2. 学生科

学生科对学生进行生活和学籍综合管理，对德、智、体等诸方面的质量实行全面的、定量的评价，组织学生参加各项文体活动，培养高尚情操。对毕业班学生进行全面考核，向用人单位推荐各类人才。

3. 教研室

各教研室是医院的基层教学单位，要按院校学计划具体实施，认真完成所承担课程的教学任务，进行教学改革，开展教学法研究，不断提高教学质量，努力开展科学研究，促进教学工作。同时，要做好师资培养工作。

二、各类研习学生教学管理

（一）研究生

研究生教育是培养高层次医学人才的一种学历教育，是大学毕业后教育的一部分。高水平的人才是医院发展、竞争取胜的基本保证，研究生的培养，是提高人才实力的重要途径。而大多数医学研究生和所有的临床医学研究生的教育和培养又都是在医院内进行的，因此医院必须加强对研究生教育的管理。

1. 医院研究生教育的层次和类型

（1）医院研究生教育的层次

目前，医院研究生教育分为两个层次，硕士研究生教育和博士研究生教育，对于研究生教育的不同层次有不同的要求。

硕士生教育是继本科教育之后，以培养具有从事科学研究工作、教学工作或独立担负专门技术工作能力的德才兼备的硕士研究生为主要目标的高层次教育。

博士生教育阶段是继硕士生教育阶段之后，以培养医学博士为主要目的的最高层次教育。博士生在规定的三年时间内达到规定要求者，可授予博士学位。

（2）医院研究生教育的类型

按医学学科可分为临床医学研究生、基础医学研究生、预防医学研究生、药学研究生和中医学研究生。医院研究生教育以临床医学研究生为主，还可按二级学科划分研究生类型。按学习方式可分为脱产研究生和在职研究生。按培养要求，可分为临床医学科学学位研究生和临床医学专业学位研究生。

2. 医院研究生教育的管理

研究生教育管理一般有目标化管理和过程管理两种模式。目标化管理是以各学科的培养要求为标准，将研究生教育的总体目标分解成不同阶段目标，合理配置教学资源，通过阶段目标的实现，最终实现总目标。过程管理要求加强对研究生培养过程每一阶段的管理，对导师遴选、招生、制订培养方案、中期考核、课题开题、论文答辩的整个过程进行控制。医院应将两种模式有机结合。

（1）医院研究生教育管理机构

医院应在高等医学院校的总体规划下，负责对医学研究生实施全面的教育和管理。一般以三级管理、分工负责为总原则。

第一级为管理层，应由院长（或分管副院长）负责领导本院的研究生教育工作。有学位授予点的医院，为开展研究生学位评审工作，应设立学位评定委员会，作为医院学位工作的领导机构，委员会一般由 9~25 名副高级以上职称的各类专家组成，其中教授和研究生导师应占半数以上。同时，应设立专门管理机构或专职管理干部，保证日常管理工作。

第二级为教研室，可根据需要聘请 1~2 名主治医师以上人员担任教学秘书。

第三级为导师，导师是研究生教育的核心，是研究生培养质量的直接责任人。

（2）导师遴选

我国研究生培养制度规定，必须为研究生配备指导教师。医院的研究生导师一般由具有较强临床业务能力或较高科研水平的副高级职称以上专家担任。大多数高等医学院校的附属医院，可以在学校的授权下，组织开展研究生导师的遴选工作。与职业技术职称不同，研究生导师不是一种固定资格，医院应建立研究生导师资格复审制度，复审一般在每年制订研究生招生计划前进行。除非特殊情况，一般硕士生导师年满 60 岁，博士生导师年满 65 岁后不应再担任研究生导师。

（3）考试、考核和论文答辩

研究生平时考核包括工作态度和业务能力，记入轮转手册。平时有阶段考试，毕业前有技能、理论和外语考试。考试合格，修满学分，可申请论文答辩。答辩委员会应有校外和院外专家参与，按答辩委员会建议，由大学学位委员会统一授予学位。

（4）经费管理

除按研究生经费管理办法外，研究生在临床实习阶段医院应按有关规定给予劳动补贴。

（二）本科生

1. 教师选派及计划安排

在教学活动中，教师起主导作用，良好的讲授和指导可使学生尽快掌握知识，并提高多方面素质。因而，任课教师首先应具备良好的政治素质、思想品德和职业道德，能为人师表；其次，教师要有较高的学术水平、专业知识和严谨的学风；再次，教师应懂得教育科学，积极开展教学法研究，如教案的编写、板书的编排、课堂讲授艺术等，具有组织教学能力和科研能力。

2. 制订教学计划

教学计划是医院按照培养目标要求组织教学工作的实施方案，是指导和管理教学工作的主要依据。首先，教学计划要充分体现党和国家的教育方针，坚持教育与社会实践相结合，以提高国民素质为根本宗旨，培养学生的创新精神和实践能力；其次，教学计划要充分体现医学学科发展方向，注意学科的交叉融合、医学模式的转变、人类疾病谱的变化和当前社会高速信息化的特点；最后，教学计划要注重总结医学教育的实践经验，充分考虑当前我国医学教育在学制、课程设置、教学内容和方法方面的优势和不足，汲取别国的经验和教训。

3. 制定教学大纲

教学大纲是按照教学计划的要求，根据某一课程在教学计划中的地位、作用、性质、目的和主要任务以纲要形式编制的，用于教学、考核和教学质量评估的指导性文件，它规定了课程的知识和技术范围、教材的体系和深度、教学进度和教学方法的基本要求。

（1）制定教学大纲的基本原则

①课程教学大纲必须体现教育方针，重视全面发展，加强知识、能力、素质协调发展。它要适应医学模式的转变，注重社会、人文、心理知识的渗透。

②必须符合教学计划的规定，根据各专业教学计划的要求编写，充分体现教学计划的培养要求，大纲中各课程的学时要按教学计划规定学时。

③要保证课程内容的系统性，避免脱节和重复，内容的取舍和层次要恰当。

④要具有高度的思想性、科学性和实践性，要以基础理论、基本知识和基本

技能为主要内容，注意及时更新教学内容，剔除陈旧内容。

⑤必须符合学习认识知识的规律，内容结构须有序化，排列组合严谨，内容的深广度应以一般水平的学生为标准，充分发挥学生自觉性、创造性和独立性。

（2）教学大纲的格式

教学大纲的基本格式包括大纲说明（前言）、授课与示教（见习）学时分配、教学内容与教学要求三部分。部分形态学科理论课与实验课（见习、实习）可以穿插编写大纲。

4. 医德、医风、学习方法

本科临床教学是培养合格医生的重要阶段。合格医生应具有良好的思想素质、高尚的医德。学生在进入临床实习（或学习）阶段，教师首先要对学生层层进行医德医风的教育，给学生介绍医德高尚的楷模，树立良好的榜样力量，尽量避免社会不良风气对学生的影响；要求学生如何在临床实践中为病人服务，关心、管理和爱护病人，视病人为亲人，树立为病人解除病痛的决心和同情心。教师应是良好医德的表率。

在各个层面的教学管理和教学工作中，应始终贯穿对本科医学生学习方法的指导，强调医学是实践科学，真知来源于实践，应把书本知识和临床实际应用结合起来，即基础结合临床、理论联系实际的学习方法；强调细致、全程观察管理病人的重要性；强调实践能力和动手能力的培养；强调学习的主动性和创造性，教师应多指导、多启发。

5. 临床教学实践活动

医学教育临床实践包括医学生的临床见习、临床实习、毕业实习等临床教学实践活动和试用期医学毕业生的临床实践活动。

（1）临床见习

临床见习指临床课程讲授过程中，以达到理论与实践相结合为主要目的的临床观察与初步操作实践，包括现有的课间见习及集中见习等教学形式。

（2）临床实习

临床实习指专业实习以外的与专业培养目标密切相关的、集中的临床实践教学，适用于基础医学类、预防医学类、法医学类专业及医学影像学、医学检验、医学营养学、麻醉学、护理学、妇幼卫生等专业。

（3）毕业实习

毕业实习指以培养临床医师为目的的各专业，在毕业前集中进行的具有岗前培训性质的专业实习。

（4）出科考核

要建立严格考试制度，出科考试是医学院校临床实习的重要环节，要考查学生理论知识和基本技能的掌握情况，是客观评价学生知识能力的一种手段，也是对学生医疗技能和综合能力锻炼的督促措施之一。考试内容及分数比例：医学理论占40%，实践技能占40%，平时表现及医德医风占20%，要做到全面考核。

三、进修医生的管理

培养进修生是大医院为基层医院培养人才，协助他们提高医疗技术水平的一项义不容辞的责任。在一定程度上，也起到技术交流和补充医院人力不足的作用。管理好进修医生既可帮助基层，也有益于医院自身的工作。医院应责成相关职能部门（医务科或科教科）统一管理。

（一）制定招生计划和生活管理制度

1. 招生计划

进修生来源复杂，层次水平差异很大，应制定进修生招生质量标准和计划，经过报名、资格审查，举行统一入院考试，择优录取，分期分批来院，便于统一管理。

2. 管理制度

医院应制定进修生管理条例，介绍医院规章制度、组织纪律要求、医疗常规、学术活动安排和考核制度。各科室进修生应有专人管理，制定本科室对进修生的要求和医疗学习活动计划。

（二）岗前教育

岗前教育应包括环境和医疗常规的介绍，包括各种医疗文件（病志、处方、各种检查申请单）的书写要求，医院和科室的医疗管理制度（如首诊负责制、三级医师负责制、病例讨论制度、会诊制度、临床用血管理制度、医嘱制度、请示报告制度等），同时进行服务规范的培训及医德医风教育，使其很快适应医院工作。

（三）基本功训练和业务讲座

注重进修医师基本功训练，按三基三严的要求注意纠正不良作风和不规范的操作。制订进修生学习计划，包括各专业组轮转和业务讲座，每轮进修生安排二级和三级学科的专题讲座，包括基本理论，实践经验和国内外进展。

（四）定期考核和检查

初期考核，在入科一个月内由科室主任对其病志、处方、申请单填写情况考核，合格后发给进修医生印章。每三个月由科室主任和总住院医生组织业务能力考核，对其不足之处予以帮助。进修结束时对其医疗技术水平及工作态度、医德医风情况进行综合鉴定，由医院统一发给进修医生结业证明。

（五）进修生管理注意事项

视进修生为本院职工加以关心和爱护，对其进行严格要求和具体指导相结合，避免注重使用、不关心成长的倾向。

四、继续医学教育

继续医学教育是学校医学教育的延续，是不断提高各级专业技术人员业务素质、更新知识、增加技能的终身教育。教学医院应当是继续医学教育的阵地。

医院领导必须加强继续医学教育，这是医院人才培养、业务建设的战略性工作。国家对继续医学教育的总体要求、组织管理、内容和形式，以及继续医学教育的考核、登记和评估等都有详细的规定。

（一）管理机构

继续医学教育工作实行卫生行业管理，在管理上打破医疗机构的行政隶属关系和所有制界限，全国和省、自治区、直辖市继续医学教育委员会是指导、协调和质量监控的组织。医院应成立继续医学教育领导小组，设立继续医学教育的职能部门，派专职人员管理此项工作，各业务科室的负责人应主管本科室的继续医学教育工作。

（二）内容和形式

继续医学教育的内容，应以现代医学科学技术发展中的新理论、新知识、新技术和新方法为重点，注意先进性、针对性和实用性，重视专业技术人员创造力的开发和创新思维的培养。根据学习对象、学习条件、学习内容等具体情况的不同采取短期培训、进修、研修、学术报告、学术会议、网络学习和自学等多种形式。

（三）学分制管理

继续医学教育实行学分制管理，按活动性质分为Ⅰ类学分和Ⅱ类学分。具有中级或中级以上专业技术职务的卫生技术人员每年都应参加继续医学教育活动。

卫生技术人员完成继续医学教育学分将作为年度考核、晋升和续聘的必需条件。医院必须对专业技术人员的继续医学教育情况进行考核、登记和验证。继续医学教育对象每年参加继续医学教育活动，不低于25学分，其中Ⅰ类学分5~10学分，Ⅱ类学分15~20学分。省、自治区、直辖市级医疗卫生单位的继续医学教育对象五年内通过参加国家级继续医学教育项目获得的学分数不得低于10学分。继续医学教育对象每年获得的远程继续医学教育学分数不超过10学分。Ⅰ类、Ⅱ类学分不可互相替代。

五、师资培训和质量管理

（一）师资梯队建设

教师队伍建设是学科建设的重要内容，是学科发展的基础，要充分发挥群体作用和个人优势，促进整个教师队伍水平的提高。

要选好学术带头人，学科梯队的人员配置包括不同年龄、不同档次的专业教师，在普遍提高的基础上，选好优秀的中青年教师作为带头人来加强培养，发挥老教师传帮带的主导作用，在学风上给予影响，从学术上、基础理论上、外语等方面给予指导，并注意在实践中提高青年教师的教学水平。各学科要有师资培养计划、考核指标，培育良好学术氛围，使教师队伍不断成长壮大。

（二） 对新教员的教学基本功训练

教师应当把自己精通的基础理论、专业知识、技能和技巧传授给学生，而且要善于把它变成学生的财富。

作为新教员必须认真钻研教材，了解教材的重点、难点及关键部分，努力掌握教学技能和技巧，如教学组织、课堂讲授、各种教具的恰当应用及语言表达等，不断地总结自己，学习别人的教学经验，还要学习心理学，掌握学生身心特点。

新教员上课前一定要试讲，请老教师指导评论教案的书写，讲授的内容重点是否突出，逻辑性如何，板书是否规整，学时内时间分配是否合理等。通过示教查房、观摩教学等形式也可提高年轻教师的教学水平。

（三） 师资外语培训

为学习国外先进技术，加强对外交流，外语是一种很重要的工具。必须尽快提高教师外语水平，这样才能不断地更新知识，开阔眼界，提高师资队伍质量。特别是作为一名高等医学院校的教师，应该掌握1~2门外语。医院和主管部门应多为骨干教师创造提高外语水平的机会，如脱产、半脱产进行外语培训，或在有条件的情况下出国进修、请外教来讲学、查房、讨论病例等，都是提高教师外语水平的有效措施。

（四） 教师管理的激励政策

振兴民族的希望在教育，振兴教育的希望在教师，调动和激励教师的积极性尤为重要。

1. 建立教师考核制度

从德、能、勤、绩四方面对教师进行考核，包括教师的思想政治表现、道德品质和工作态度，教师在教学、医疗、科研工作中的水平、能力和创新精神。注重教师在实际工作中的业绩和贡献，如承担教学任务，完成教学工作量，改进教学方法，提高教学质量，编译教材，撰写文章、著作，总结科学研究和科研成果等。

2. **建立教师职务评聘制度**

教师职务系列可分为教授、副教授、讲师、助教四个等级，可以根据业绩、资历等条件进行评定，按岗位聘用。

3. **建立奖励制度**

奖励制度是促进师资队伍建设的重要措施，可进行综合性奖励，如教师节或年终评选各级优秀教师，也可以进行单项奖励，如对在教学改革、教学质量、教学方法、教学管理等方面表现突出者给予奖励，也可进行竞赛性奖励，如观摩教学、讲课比赛并奖励优胜者。

4. **建立教师调整交流制度**

注重保持教师队伍的活力，活跃学术空气，开阔视野，在相对稳定的基础上进行师资流动，优胜劣汰。

六、教学质量控制

不断地提高教学质量是教学管理的核心工作，要对教学的各环节实行质量控制，建立健全监督检查机制。

（一）建立教学评估制度

教学评估作为教学管理过程的主要环节，是教学决策的基础，对反馈教学效果、保障教学质量具有重要的作用。评估自始至终要贯彻以评促建、以评促改、评建结合、重在建设的原则。

根据评估的对象和内容可分为宏观评估、微观评估，根据评估实施的主体可分为自我评估、他人评估，根据评估指标和结果可分为定量评估、定性评估，根据评估的目的可分为办学水平评估、选优评估等。教学评估是一项系统性、科学性很强的工作，必须采取科学手段，有计划地进行，要为评估建立切实可行的实施方案和指标体系。

（二）备课、试讲及听课制度

要求教研组建立集体备课和老教师、主任亲自听课制度。

（三）建立健全考试制度

实行教、考分离，由非任教老师按教学大纲要求命题，对学生成绩进行分析，学生成绩应呈正态分布。

（四）建立教师教学工作档案

教师每年的任课情况、工作量及考核成绩记入档案作为教师晋升时的考核指标。

第三章　医疗质量管理

第一节　医疗质量管理的内容

一、医服部门组织架构形式

医务处包含医务本部、病案统计室、医保办、综合接待办；医务本部由质控办、产科安全办公室、应急管理办公室等组成。各部门岗位职责如下：

（一）医务本部

一是在院长领导下，具体组织实施全院的医疗质量、医疗安全、质控、感染管理、病案管理。

二是负责制定本处室的工作制度、规定、办法、程序，解释、解答有关法规、制度中的重大问题，确保本处室工作的标准化、规范化、科学化管理。

三是拟订有关业务计划，经院长、副院长批准后，组织实施。日常督促检查，按时总结汇报。

四是配合医院推进临床学科建设、人才培养及重点专科专病建设。

五是掌握医疗科技及医疗市场动态情况，做好调研工作，合理调整、配置医院医疗资源，使其充分发挥作用。

六是深入各科室，了解和掌握情况，组织重大抢救和院内外会诊。督促各种制度和常规的执行，定期检查，采取措施，提高医疗质量，严防差错、事故发生。

七是对医疗事故进行调查，组织讨论，及时向院长、副院长提出处理意见。

八是负责实施、检查全院医务技术人员的业务训练和技术考核，不断提高业务技术水平。协助做好卫生技术人员的晋升、奖惩、调配工作。

九是负责组织实施临时性院外医疗任务和对基层的技术指导工作。

十是检查督促各科人员外出进修的贯彻执行。

十一是负责管理组织医院全面质量控制工作，杜绝医疗事故和重大差错。

十二是负责管理指导患者投诉及医疗纠纷的处理工作。

十三是组织安排各项指令性的社会活动。

十四是完成分管院长临时交办的工作任务。

（二）医疗质量控制办公室

一是传达并落实上级行政机构发布的各项医疗质量管理制度、规范、标准和指南；配合上级相关医疗质量管理与控制信息系统，进行医疗质量主要指标信息的收集、分析和反馈。

二是利用信息化手段加强医疗质量管理，构建质量管理质控体系；切实落实医疗质量安全核心制度。

三是全面配合上级卫生计生行政部门对本医院的医疗质量管理情况的监督检查；对于本市各专业质控中心、市/区卫生监督所的各项督查，做好相关组织、准备等工作；及时分析反馈相关的督查结果，敦促并协助相关科室做好整改工作。

四是定期组织医院内部各项质量督查的考核、反馈及整改，主要包括：病历质量督查；临床科室核心制度台账的日常监督；手术安全核查；通过 OA 平台或微信等手段及时反馈历次院内外的各项考核中所发现的问题，并敦促相关科室及时整改拾遗补阙，质控办根据实际情况酌情追查整改结果等医疗质量管理诸项事宜。

五是进行医院电子化临床路径的管理。

六是全院 MDT 管理工作。

七是远程医疗会诊管理。

八是定期医务简报制作。

九是国家临床重点专科管理。

（三）产科安全办公室

（1）认真落实产科质量管理相关文件的工作要求，建立和健全院内相关工作制度，组织医务人员开展产科相关业务及三基知识培训和考核。

（2）加强孕产期健康教育，促进自然分娩。规范孕产期保健服务，加强产科质量管理，控制剖宫产率。

（3）协调危重孕产妇和新生儿抢救。对本院发生的危重孕产妇和新生儿及时组织各方力量进行抢救。

（4）严格执行母乳喂养相关规定。严禁医务人员接受母乳代用品生产者、销售者为推销产品而给予的馈赠和赞助，严禁参与各种形式的母乳代用品推销和宣传。

（5）健全医院感染防控体系，提高医院感染防控意识，落实各项防控措施，减少医院感染。

（四）应急管理办公室

一是组织制订和完善突发公共卫生事件应急处理技术方案、突发公共卫生事件医疗卫生救援应急预案。

二是制定卫生应急装备与物资储备目录，建立健全应急装备与物资管理制度。

三是组织突发公共卫生事件应急处置技术培训和演练。

四是发生突发公共卫生事件时，及时组织协调突发公共卫生事件应急处置工作，为基层提供所需的技术支持。随时追踪事件进展及处置工作动态，及时完成总结呈报相关部门。

五是收集突发公共卫生事件监测信息，并进行动态、趋势分析和预警，及时上报主管部门。

六是制订督导、评估计划，对医疗机构的突发公共卫生事件应急处置工作进行督导和评估。

（五）病案统计室

一是在处长的领导下，负责病案统计室行政业务工作。

二是负责病案统计室科员工作质量的检查与考核。

三是负责病案统计室新项目的论证和开展工作，负责起草病案统计室各项工作制度及各类表格、相关病案用纸的设计校对。

四是负责病案统计室的业务培训、业务学习。

五是负责全院关于病案首页填写及统计相关数据采集口径的培训。

六是负责院每半年一次的相关三基培训及相关问题点评分析。

七是作为病案首页质量控制的主要负责人员，领导科员完成首页的质控管理。

八是及时完成院领导、分管处长及相关职能科室交给的临时性任务。

九是配合医院发展、考核、改革、晋升等，相关数据、病种的提供与采集。

十是协调做好病案翻拍、存放相关工作。

（六）综合接待办

一是督促全体医务人员认真贯彻执行各项医疗法规、诊疗常规、护理常规等有关制度和规定，减少医疗缺陷，防范医疗事故，保证医疗工作正常有序进行。

二是负责修订医疗争议办公室的工作流程、规章制度、争议预防和处理预案并存档。

三是负责安排医疗投诉或医疗纠纷的分级接待。对复杂的医疗争议负责进一步调查，配合医务处长做好组织专家讨论，提出处理预案，必要时提请医院"医疗质量与安全委员会"讨论，并将讨论结果汇报院领导。

四是负责主持涉及赔偿的医疗争议协商，并在院领导授权下签署协议。

五是负责全院各科每月的医疗安全考核（包括医疗纠纷的处罚），及时总结医疗争议的情况，对存在的问题由分管医疗院长在医疗质量讲评会议上分析。

六是负责组织对医务人员医疗法律、法规的培训，特别是对新职工的有关法规培训。

七是负责接待并按规定协助公安局、法院、检察院、律师、保险公司、个人委托等因公对医院一些医疗行为的调查、取证及谈判、沟通工作。

八是负责本院医疗纠纷的医疗保险理赔工作。

九是负责本办公室物资的保管维护工作。

十是完成精神文明相关内容统计录入。

十一是完成上级部门安排的各项性任务，参加各种医疗争议相关会议或指令性会议。

（七）医保办

一是宣传、解释医保政策和规定，指导全院各科室做好医保工作。

二是负责制定医院医保相关的系列工作制度、工作流程并适时进行补充、修改完善。

三是根据医保办下达的医保总控指标结合医院的发展目标和临床科室特点，制定医保考核指标和方法，经院部批准后组织实施。

四是处理与协调在医疗、收费中涉及医保的问题，并与市、区医保主管部门做好联络工作。

五是负责与科室主任及医保专管员之间的沟通联系，检查及指导科室医保"五合理"工作。

六是负责定期抽查医保住院病历、协助门急诊办公室及药学部抽查门急诊医保处方，发现问题及时反馈到科室及个人，并做相应处理。

七是全面了解、分析全院的医保状况，定期做好数据统计。

八是根据上海市医保办的要求，做好医院内"诊疗项目库""医用耗材库""医保执业医师库"及"医保药品库"的建设和动态维护工作。

九是协助财务、信息等相关部门做好每月一次医保费用的结算工作。

十是协助信息处、财务处等相关职能部门做好医保日对账工作。

十一是协助财务处做好医保费用的年度清算工作。

十二是协助设备处、财务处做好新耗材价格备案工作及医保代码的申请工作。

十三是负责外省市病人及医院集团成员在本院的医保定点医疗工作。

十四是负责大病登记、造口袋登记、住院病人转诊审批等工作。

十五是负责接待市医保监督所及区医保办的常规大检查和不定期检查工作，起草并落实整改措施。

十六是协助市、区医保事务中心的高额费用病历检查、各种专项检查、"两高"人员检查。

十七是负责妥善处理上海市卫生、医保联合投诉工作。

十八是负责少儿学生医保、大学生医保、三类人员医保等居民相关工作。

十九是接待及处理医保相关的医疗纠纷。

二十是完成院领导安排的各项临时性任务，参加各种会议。

二、医疗质量考评指标体系（根据目前医务处月度考核评分标准）

对于临床科室日常考核共 75 分，共分三级指标。一级指标包括：质量安全60 分，医院感染 15 分。二级指标的质量安全指标中，进一步细分为科室管理、质控督查、病历质量、转科及疑难收治、放射防护、临床路径及单病种管理、三级培训、输血管理、药事管理及其他考核，共计 60 分。对于上述各项二级指标分别设置三级指标，进行具体考核。

科室管理共 20 分，包括值班管理、人员资质管理、三级查房、科室台账的及时性及质量、交班质量、月度自查表的及时性及质量、医务反馈表的落实及医院各项会议的出席情况等。

质量督查共 7 分，对于上级市各项质控的督查结果共 5 分，院内质量督查共2 分。对于前者的质控结果，全市三级医院排名前 3 者奖励，考核加 1~1.5 分；排名后 50%者扣 2 分，排名后 30%者扣 3 分。相关科室对于之前市质控反馈内容及时整改者，经医务追踪确认，酌情加 1 分。另根据医院内部各科室对于医疗质量及改进情况予以打分，最高 2 分。

病历质量管理共 12 分，其中质量 10 分，病案归档 2 分。前者根据每月的运行及终末病历的抽查平均分，换算为 10 分制，后者根据每月各科室病历归档的及时性及完善性由病案统计室予以考核。

对于科室的转科病人及疑难收治情况考核共 5 分，若存在拒收因病情需要而转科的患者，一经查实予以扣分。

放射防护管理共 2 分，依据放射防护的各项要求打分。具体内容包括防护宣传及教育，迎接上级对放射防护的检查等。

对于临床路径及单病种考核共 8 分，若按医院要求推进及保质保量完成临床路径及单病种工作，给予满分，反之减分处理并反馈。

三基培训考核共 10 分，其中三基考核 5 分，三基培训出勤情况 5 分。前者根据院内、科内人员参加三基理论与技能成绩考核的平均分换算评分，后者根据各科出席三基培训人员达到医务处所规定的出席人员的比率要求打分。每低于 1%，扣 1 分，扣完为止。

输血管理共 5 分，根据输血科所反馈的临床科室血液使用的合理性、规范性打分，并抽查科室的相关输血病历书写的规范性。

药事管理具体根据药剂科的反馈打分，其中对于抗生素管理共 8 分，具体内容包括抗菌药物使用率及使用强度。合理用药共 5 分，主要依据药剂科临床药师日常药事监控资料。

"其他"部分共 3 分，考核内容机动。主要针对偶发性并给医院造成不良影响的科室事件，发生一例扣 2 分。

第二节　医疗质量管理的措施

一、医疗技术全过程管理

为加强医疗技术临床应用管理，建立医疗技术准入和管理机制，促进医学科学发展和医疗技术进步，提高医疗质量，保障医疗安全，对医疗技术实行全过程管理。

（一）医疗技术的分类及分级

1. 医疗技术分为三类

第一类医疗技术是指安全性、有效性确切，医疗机构通过常规管理在临床应用中能确保其安全性、有效性的技术。医疗技术临床应用由医院根据功能、任务、技术能力实施严格管理。

第二类医疗技术是指安全性、有效性确切，涉及一定伦理问题或者风险较高，卫生行政部门应当加以控制管理的医疗技术。由省级卫生行政部门负责临床应用管理及目录公布、调整。

第三类医疗技术是指具有下列情形之一，需要卫生行政部门加以严格控制管理的医疗技术：涉及重大伦理问题；高风险；安全性、有效性尚须经规范的临床试验研究进一步验证；需要使用稀缺资源。

2. 医疗新技术是指尚未开展的技术

包括如下内容：

（1）使用新试剂的诊断项目；

（2）使用二、三类医疗器械的诊断和治疗项目；

（3）创伤性的诊断和治疗项目；

（4）生物基因诊断和治疗项目；

（5）使用产生高能射线设备的诊断和治疗项目；

（6）其他可能对人体健康产生重大影响的新技术项目。

3. 根据安全性、临床应用成熟度和应用范围分级

第Ⅰ级医疗新技术是指技术成熟，即国际、国内已有多家医疗机构在开展，并被上级医疗卫生部门确认安全、技术成熟的技术；

第Ⅱ级医疗新技术是指技术尚未成熟，即国际、国内已有医疗机构在开展，但仍未被上级医疗卫生部门确认安全、技术仍处于须进一步验证阶段的技术；

第Ⅲ级医疗新技术是指完全新技术，即自主创新或国内仍未开展的医疗新技术。

（二）新技术临床应用准入审批

1. 医疗新技术准入申请准备

（1）开展医疗新技术临床应用前临床科室、医技科室必须向医院医务处申报，经审核同意后方可实施。

（2）申报医疗新技术临床应用前，科主任或新技术负责人必须组织相关人员仔细分析新技术的一般情况、特殊性，以及存在的风险和影响，针对项目的安全性、先进性、经济性、社会适用性等进行科学、严谨的可行性论证。

（3）对开展新技术临床应用的技术和设备等条件进行评估，详细拟定技术规范、操作规程、规章制度。明确新技术第一操作者的最低职称限定标准及相关人

员职责，完善相应的自我约束、鼓励和监察机制，认真做好各项准备工作。

（4）多学科联合开展的新技术临床应用项目须成立新技术管理小组，管理小组由项目负责人和相关学科的科主任或技术骨干组成，组长由申报科室主任或项目负责人担任。

2. 医疗新技术准入申请

（1）按卫生和计划生育委员会、自治区卫生厅要求申报二、三类医疗技术准入的，相关科室在医务处指导下按照上级要求准备相关资料，医务处组负责申报审批协调工作。

（2）无收费标准的新项目、新技术，由财务科、审计物价办公室等部门负责向物价部门申报收费标准并备案，医保目录外项目的由医保办等部门办理纳入医保支付的申报工作。

3. 第二、三类医疗技术的申报及评估

（1）国家卫生健康委员会规定须审核准入的第二、三类医疗技术，要向相应的上级卫生行政部门指定的技术审核机构申请医疗技术临床应用能力技术评估，经上级卫生行政部门批准后，必要的进行诊疗科目变更登记后方可开展。

（2）科室和医务人员申请开展第二、三类医疗技术前，应确认符合下列条件：

①该项医疗技术符合相应卫生行政部门的规划。

②有卫生行政部门批准的相应诊疗科目或可以变更增加相应诊疗科目。

③有在本机构注册的、能够胜任该项医疗技术临床应用的主要专业技术人员。

④有与开展该项医疗技术相适应的设备、设施和其他辅助条件。

⑤该项医疗技术通过本机构医学伦理审查。

⑥完成相应的临床试验研究，有安全、有效的结果。

⑦近三年相关业务无不良记录。

⑧有与该项医疗技术相关的管理制度和质量保障措施。

⑨省级以上卫生行政部门规定的其他条件。

（3）相关科室和医务人员应按照卫生行政部门的要求准备相应的审核材料，

保证材料客观、真实、有效，上报医务处审核，整理后报上级部门审核。

（4）有下列情形之一的，相关科室和医务人员不得申请第二、三类医疗技术临床应用：

①申请的医疗技术是卫生和计划生育委员会废除或者禁止使用的。

②申请的医疗技术未列入相应目录的。

③申请的医疗技术距上次同一医疗技术未通过临床应用能力技术审核时间未满12个月的。

④省级以上卫生行政部门规定的其他情形。

（5）技术评估通过后，医务处负责到卫生行政部门进行备案、办理诊疗科目项下的医疗技术登记，登记后方可在临床应用相应的医疗技术。

（6）相关科室和医务人员应自第二、三类医疗技术准予开展之日起两年内，每年通过医务处向批准该项医疗技术临床应用的卫生行政部门报告临床应用情况，包括诊疗病例数、适应证掌握情况、临床应用效果、并发症、不良反应、随访情况等。

（三）医疗新技术临床应用管理

一是医务处作为主管部门，对于全院的医疗新技术临床应用进行全程管理和评价，制定医院新技术新项目管理档案。医务处对医院开展的新项目、新技术进行不定期督查，将新技术实施情况向医院质量管理委员会汇报，对新技术实施过程中存在的问题进行分析，并提出指导性建议或意见，及时发现医疗技术风险，并敦促相关科室及时采取相应措施，以避免医疗技术风险或将其降到最低限度。

二是医疗新技术实施过程中，各级人员必须严格执行技术规范、操作规程及各项规章制度，服从科室管理。科主任、项目负责人应认真组织、严格把关、定期进行质量监控，检查实施情况，及时发现各种问题并予以有效的解决。

三是在新技术新项目临床应用过程中，应充分尊重患者的知情权和选择权，并注意保护患者安全，及时履行告知义务。主管医师应向患者或其委托人详细交代病情，重点交代新技术对于患者的适应性、效益性和可能存在的风险及费用情况，尊重患者及委托人意见，在征得其同意并在《知情同意书》上签字后方可实施。

四是项目负责科室应建立完整的技术档案。内容包括申报、审批材料，实施过程中遇到的问题及解决办法，调整或修改原方案的情况，工作进度、阶段报告及上级审批意见等。

五是各科室在开展新技术临床应用过程中做好应用记录和总结分析工作，完善疗效的评价分析，应包括如下内容：

①认真记录病历资料，随访观察疗效。

②定期总结病历，每年对新技术实施情况进行评估，详述开展例数、疗效、经济及社会效益、质量评价等。

③检索文献、查阅资料，与其他医院进行比较。

④年终将本年度开展的新技术病例进行分析总结上报。

⑤根据开展情况写出报告或文章。医务部针对汇总情况进行有重点的抽查核实，必要时聘请院外专家指导评估。

六是经医院评估，符合先进性、安全性等要求的技术项目鼓励继续开展，并在年终给予适当奖励；不符合先进性、安全性等要求的技术项目，医务部根据评估结论决定该技术院内停止使用。

（四）医疗新技术临床应用的暂停、评估与停用、复用

1. 医疗新技术临床应用的暂停、停止应用与恢复应用

（1）医疗新技术应用过程中，出现不良后果或技术问题时，有关人员必须采取措施保证医疗安全并及时向科主任、项目负责人报告。科主任、项目负责人应立即向医务处报告，并组织相关人员查找原因，认真分析，及时采取措施予以整改。发生下列情况之一者，应立即暂停临床应用：

①发生涉及违反国家、省、市等法律、法规和相关规定的或该项医疗技术被废除或者禁止使用的。

②从事该项医疗技术主要专业技术人员或者关键设备、设施及其他辅助条件发生变化，不能正常临床应用。

③发生与该项医疗技术直接相关的严重不良后果。

④该项医疗技术存在医疗质量和医疗安全隐患的或发生与医疗技术相关的重大医疗意外事件的。

⑤该项医疗技术存在伦理缺陷。

⑥该项医疗技术临床应用效果不确切。

⑦省级以上卫生行政部门规定的其他情形。

（2）暂停医疗技术临床应用由项目所属科室向医务处书面提出终止报告，说明情况，说明理由，提出建议；医务处召集医疗质量管理委员会医疗技术评估小组集体讨论做出评估结论，医务处书面通知科室停止该技术的临床应用。

经医疗质量管理委员会医疗技术评估小组集体讨论评估决定，认为暂停该技术临床应用的情况不存在或与医疗技术无关，医疗技术本身不存在相关缺陷，能保证患者安全的，医务处书面通知科室可以继续该技术的临床应用。

（3）医疗技术问题明确，有可能影响医疗质量和医患安全的诊疗技术，必要时可以简化程序，由院长、主管副院长或医务处主任口头通知停止，并须记录在案。

（4）科室或专业技术人员发现诊疗项目存在缺陷严重影响医疗质量或医患安全时，紧急情况下应立即停止操作，报告科主任或直接报告医务处做出相应处理。

（5）对于终止或暂停的诊疗项目，条件具备后，由医务处或项目所属科室提出重开意见，经医院医疗质量管理委员会组成的评估小组集体评估讨论，医务处决定并书面通知相关科室重新开展该技术的临床应用。

2. 医疗新技术评估组织与评估职责

（1）医疗新技术评估小组由医院医疗质量管理委员会相关专家及设备、管理人员等组成，必要时邀请院外医疗技术、医疗保险、财务、质量安全、法律等专家参加，每次评估会议成员不少于7人。评估小组会议由主管副院长或医务处主任主持。

（2）评估小组依据法律法规和规章制度，从确保医疗质量与医患安全出发，认真分析所评诊疗项目，全面权衡全院设施条件，认真进行评估讨论，对下列事项提出明确意见：

①认为所评项目是否终止，并明确相应理由。

②对于认为停止使用、待机复开的项目，提出恢复准备工作的意见和要求。

③对于未认定终止的项目，提出确保质量和安全的改进意见与要求。医院医疗新技术的终止、完善、重开准备、重新开展均须认真按照医务部书面通知的评

估小组意见执行。

（3）科室报告、评估会议记录、项目终止与重新开展通知等相关资料应当齐全，由医务处列入医疗技术档案保存。

（4）全院已经开展的诊疗项目，未履行上述程序，操作岗位不得任意终止；已经终止的诊疗项目，未履行评估与重开认定程序，操作岗位不得擅自重新开展。

（五）医疗新技术试用期、报告制度及转化为常规技术

一是医院第Ⅱ级医疗新技术的临床试用期为三年，第Ⅰ级医疗新技术中具有创伤性的技术临床试用期为一年，第Ⅰ级医疗新技术中非创伤性技术临床试用期为半年。

二是新技术临床试用期间，科室应自试用开始后每半年对新技术实施情况进行评估，填写"新技术开展情况追踪登记表"，并将追踪登记表上报医务处。试用期满后，提交试用期工作总结表，内容包括该技术安全性、实用性、社会效益、经济效益，工作中出现的问题及解决办法，工作成绩与不足，对学科建设和医院发展所做的贡献以及前景预测和下一步工作计划等内容。

三是试用期满后，科室将试用期工作总结和转化为常规技术申请报告上交医务处。医务处审核后按审批权限提交有关部门和领导审批。

四是医疗新技术转为常规技术后不再作为新技术进行评估，相关科室和医务人员按照技术操作规程和人员资质等要求应用该技术。

（六）医疗常规技术的管理

一是医疗常规技术包括目前已正常开展现存的技术和经试用期满转为常规技术的医疗新技术。

二是医务处负责全院医疗常规技术的管理、监督工作，开展日常监督管理工作。

三是相关科室在医疗常规技术应用过程中应密切关注医疗新技术向项目的发展和科学研究进展，结合医院情况及时引进、开发，进行医疗技术革新，实现医疗技术的不断进步和医疗质量提高。

四是科室和医务人员在工作中发现医疗常规技术临床应用暂停等情况时，参照医疗新技术的评估规定启动再评估程序。

（七）其他

一是手术分级管理与人员准入、医学临床实验和医学科研项目的申报和与医疗新技术应用相关的设备购置等按照医院有关规定执行。

二是本制度由医务处负责解释和做出补充规定。

二、临床路径管理

医院的临床路径管理实施三级网络管理：临床路径管理委员会、临床路径指导评价小组、临床路径实施小组（以下分别简称管理委员会、指导评价小组和实施小组）。

管理委员会是医院临床路径管理工作的最高组织机构。管理委员会的职责包括：制定本院临床路径开发与实施的规划和相关制度、协调临床路径开发与实施过程中遇到的问题、确定实施临床路径的病种、审核临床路径文本、组织临床路径相关的培训工作、审核临床路径的评价结果与改进措施。

指导评价小组的职责包括：对临床路径的开发、实施进行技术指导、制定临床路径的评价指标和评价程序、对临床路径的实施过程和效果进行评价和分析、根据评价分析结果提出临床路径管理的改进措施。

实施小组的职责包括：负责临床路径相关资料的收集、记录和整理；负责提出科室临床路径病种选择建议，会同药学、临床检验、影像及财务等部门制订临床路径文本；结合临床路径实施情况，提出临床路径文本的修订建议，组织科内相关人员的培训工作；参与临床路径的实施过程和效果评价与分析，并根据临床路径实施的实际情况对科室医疗资源进行合理调整。

各科室指定临床路径管理专员（要求高年资主治及以上医师担任），其工作职责包括：负责实施小组与管理委员会、指导评价小组的日常联络；牵头临床路径文本的起草工作；指导每日临床路径诊疗项目的实施，指导经治医师分析、处理患者变异，加强与患者的沟通；根据临床路径实施情况，定期汇总、分析本科室医护人员对临床路径修订的建议，并向实施小组报告；负责填写临床路径月报表，按时上交医务处；负责每季度的临床路径质量自评及卫生经济学分析。

临床路径实施前须对相关科室的负责人及医务人员进行培训，培训内容包括：临床路径基础理论、管理方法和相关制度；临床路径主要内容、实施方法和评价制度等。

临床路径表单的设计和制作可参照国家卫生健康委员会的有关规定，但须结合本院的实际情况。

临床路径应按照以下流程实施：经治医师完成患者的检诊工作，会同科室临床路径专员对住院患者进行临床路径的准入评估；符合准入标准的，按照临床路径确定的诊疗流程实施诊疗，根据医师版临床路径表开具诊疗项目，向患者介绍住院期间为其提供诊疗服务的计划，并将评估结果和实施方案通知相关护理组；相关护理组在为患者做入院介绍时，向其详细介绍其住院期间的诊疗服务计划（含术前注意事项）及需要给予配合的内容；经主治医师会同临床路径专员根据当天诊疗项目完成情况及病情的变化，对当日的变异情况进行分析、处理，并做好记录；医师把临床路径表中的诊疗项目完成后，执行（负责）人应在相应的签名栏签名。

实施小组须把握好临床路径准入条件：诊断明确，没有严重的合并症，能够按临床路径设计流程和预计时间完成诊疗项目。

进入临床路径的患者出现以下情况之一时，应当退出临床路径：在实施临床路径的过程中，患者出现了严重的并发症，如剖宫产病人出现子宫收缩乏力大出血、失血性休克；脂肪栓塞等情况；输尿管结石患者出现急性肾功能衰竭等，需要改变原治疗方案的；在实施临床路径的过程中，患者要求出院、转院或改变治疗方式而须退出临床路径的；发现患者因诊断有误而进入临床路径的；其他严重影响临床路径实施的情况。

进入临床路径的患者，在临床路径实施过程中出现严重异常、处于危险边缘的情况，应当报告科室负责人及医务处（节假日报告总值班），并迅速给予患者有效的干预措施和治疗。

实施小组每月常规统计病种评价相关指标的数据，并上报指导评价小组。指导评价小组每季度对临床路径实施的过程和效果进行评价、分析并提出质量改进建议。临床路径实施小组根据质量改进建议制订质量改进方案，并及时上报指导评价小组。

手术患者的临床路径实施效果评价应包括以下内容：预防性抗菌药物应用的类型、预防性抗菌药物应用的天数、非计划重返手术室次数、手术后并发症、住院天数、手术前住院天数、住院费用、药品费用、医疗耗材费用、患者转归情况、健康教育知晓情况、患者满意度等。

非手术患者的临床路径实施效果评价应包括以下内容：病情严重程度、主要药物选择、并发症情况、住院天数、住院费用、药品费用、医疗耗材费用、患者转归情况、健康教育知晓情况、患者满意度等。

应利用信息化手段加强临床路径管理工作，进一步加强以电子病历为核心的医院信息化建设工作，将临床路径管理与医院现有信息系统相衔接；同时，加强临床路径管理数据收集、分析工作，及时上报相关信息。

三、多学科协作模式管理

为切实推进医院多学科协作诊疗项目的开展，结合医院发展的实际情况，引入多学科协作（MDT）模式管理，旨在通过多学科协作医疗模式的实践，打造医院的真正品牌，从而带动医院整体医疗水平的提高。

MDT 的各项活动中，各 MDT 项目组成员均须高度重视，认真参与，避免虎头蛇尾现象。对于历次活动均须签到。会中畅所欲言、集思广益，会后对外统一口径。沉默视为同意。

各 MDT 项目组均须定期召开例会，原则上每月一次，须固定时间和地点。MDT 项目组成员均须参加，不得无故缺席，没有特殊原因不得换人。MDT 例会内容包括，病历讨论：初次诊断的新入组病例及治疗方案的制订、不适合进行标准治疗的病例、疑难复杂病例。联合会诊：对于入组的病例根据病情需要及时进行联合会诊，讨论诊疗措施或转诊事宜。组内成员须服从安排，积极配合。组内讲座：组内成员向本 MDT 项目组介绍本专业的最新进展，做到信息互通，资源共享。

每次例会均须详细记录，并有总结，首席专家须审核签名。项目秘书负责将每次例会涉及的病例资料分别归档于各病例档案。

对于 MDT 的联合门诊，开设联合门诊的医师资质为取得正高职称两年及以上或副高职称三年及以上的在聘专家，主诊科室的医师必须是正高职称；在聘的科主任或在任的省、市级以上学术委员可放宽年限及职称限制；退休专家必须是正高职称或在任的省、市级以上学术委员。

新开联合门诊的主诊科室及联合科室应认真填写"联合门诊申请表"，提出科室意见，医务处审核，分管院长审批后，由门办协商安排时间、诊室、挂号、信息开通等。开诊时主诊科室及联合科室的医师应同时坐诊（三个及以上科室联合开诊时至少应有两个科室的医师坐诊），如须会诊（包括联合门诊以外的科室会诊）时由主诊医师负责联系。为保证联合门诊质量，主诊医师不得由他人替诊，联合科室的医师原则上也应固定。联合门诊的业务由主诊科室负责管理和指导，主诊科室应制定诊疗检查流程，急病人所急，想病人所想。日常管理由门诊部负责。联合门诊必须准时开诊，如因故不能开诊时，应提前三天填写请假单并通知门办，获准请假后方能停诊，同时应妥善安排好已预约病人的就诊。联合门诊医师必须遵守医院、医保及门诊部有关规章制度，若发生医疗差错事故，按院部规定处理。挂号费固定，如须其他科室会诊，不得再另收挂号费。

各 MDT 项目组在条件成熟的前提下，举办各种形式、多层次的院内外讲座和学习班。根据患者病情，经 MDT 项目组病例讨论，进行必要的联合查房或联合手术，由项目组秘书负责具体安排。

所有 MDT 项目入组病例均须随访，关键便于后续相关诊疗指南的制定及临床课题的申报。

鉴于 MDT 不同于现阶段一般的诊疗模式，其医疗形式和费用等方面具有一定的特殊性，尤其须得到患方的理解、支持和配合。在各项诊疗活动前须充分履行告知义务，获得患方的知情同意。在联合门诊、联合会诊后须及时向患方告知、反馈讨论结果。

对于 MDT 病例的管理，病例入组标准包括：MDT 项目入组病例基本来自门诊患者，项目组各相关学科所有医师均须重视入组病例的选择，及时留下相关资料和患者联系方式通知项目组秘书，便于安排联合门诊。各 MDT 项目组须根据上述要求，详列该组入组病例甄选标准，并报备医务处 MDT 管理小组。对于入组的所有病例均应建立档案，并制定病例档案索引目录。病例档案内容包括：患者基本信息、主要诊断、既往史家族史、简要病史、历次诊疗记录（病例讨论、联合会诊、联合手术、联合查房、转诊等)、退组时间及理由、病例转归评估及随访记录等。档案的日常记录维护工作由项目组秘书负责。每次完成相关病例档案的登记维护工作，须上传至 MDT 项目组工作邮箱。

根据 MDT 项目组工作的开展情况，酌情申报科技进步奖、临床医疗成果奖的各种奖项。

对于 MDT 成员的管理，MDT 项目组成员包括首席专家（项目牵头人）、项目秘书、各参与学科的主任或指定专家。如有特殊情况，参与学科须更换人员，须向医务处 MDT 管理小组提交换人申请，说明理由及新换人员的资质。

首席专家（项目牵头人）是实施有效 MDT 诊疗模式的核心成员，是 MDT 项目组各项活动的召集组织者。首席专家应是医院重中之重、重点学科的带头人，尤其对于 MDT 项目的有序推进须具有高度的责任心。MDT 项目组的各项诊疗活动中，首席专家须具备高度的整合、总结能力。首席专家负责主持制定、修订本 MDT 项目组相关病种诊疗指南，并牵头组织、举办院内外各项学习班及讲座。

MDT 项目秘书一般由首席专家指定的高年资住院医师或主治医师担任。项目秘书应具备高度的责任心、主观能动性，是 MDT 项目组医患沟通的主要角色，应及时反馈专家组讨论结果。MDT 项目秘书负责与医务处 MDT 协调员相互配合，负责通知、联络、协调安排联合门诊、联合会诊、联合查房、联合手术等一系列 MDT 诊疗行为，并准备相关资料。项目秘书负责 MDT 项目各项台账的记录，包括 MDT 例会资料整理；病例档案的日常记录维护工作；MDT 项目组工作日志；随访资料的收集整理和保存。以上各项台账是 MDT 项目组工作考核的主要依据。MDT 项目秘书须配合医务处 MDT 管理小组的抽查和考核，与医务处 MDT 协调员相互配合，建立维护 MDT 项目组工作邮箱，各项台账记录维护后须及时上传至该邮箱。建立微信群，便于通知、联络各项事宜。

MDT 项目组成员原则上须具备副高及以上职称，具备协作精神，具有大局意识。须认真参加每次 MDT 项目组各项活动，不无故缺席。讨论中积极发言。及时登录 MDT 项目组工作邮箱，掌握了解 MDT 项目组的最新工作动态。为所在 MDT 项目组的诊疗活动和本院临床指南的制定提供高质量的技术支持。

MDT 项目协调员为医务处工作人员，协同项目秘书做好微信群和工作邮箱的建立，配合 MDT 项目组的各项活动，确保 MDT 项目向既定目标发展。

医院支撑政策包括：医院根据各 MDT 项目组规模大小分 3 万元、5 万元、8 万元三个档次，主要用于相关劳务及沟通、协作费用。医务处为各 MDT 项目组均设立相应账本，费用的支取须向 MDT 管理小组递交申请，说明用途。MDT 项目负责人享受医院特殊津贴，不承担 MDT 项目者原则上不享受特殊津贴待遇。在医院临床医疗成果奖的评选中，MDT 项目组优先奖励。设立项目秘书专项津贴，原则上 800~1 000 元/季度。专辟 MDT 联合门诊专用诊室，统筹协调各 MDT 项目的联合门诊的开展。对于 MDT 项目所涉病例的医疗费用在考核中适度调整。研究生招生政策酌情向 MDT 项目所在科室倾斜。

MDT 项目以三年为一周期，依据医院定期考核结果实行滚动淘汰。医院定期进行季度考核，由医院 MDT 管理小组负责考核事宜。考核的目的是为敦促、指导各 MDT 项目组开展各项工作。考核内容包括：MDT 项目学科间协作解决及内部流转病人数、联合门诊开设情况、联合查房情况、联合手术开展情况、并发症及疑难/危重病例讨论、各专业联合举办学习班情况、联合举办全国性学术会议情况等。

四、临床发展能力评估体系

临床发展能力，又称为临床学科的可持续发展能力，是指该学科能充分发挥内部资源作用、利用外部资源支持，通过科学医务人员的临床技术水平、学术影响力、社会知晓度和患者满意度等保持其学科的可持续发展能力。这里的发展能力不仅是一个学科技术水平的现状描述，或是学科建设的现有成效，而是更多包含了所获得的内外支持因素，并通过学科技术水平和资源来获得未来可持续发展的能力。

临床学科的水平是衡量一所医院、一个科室综合实力的重要标志，已然成为医院和学科竞争力的重要组成部分和核心内涵。如何构建临床治疗技术特色、如何开展以临床问题为导向的科学研究、怎样培育推广临床技术和学科品牌、合理配备临床科室必需的医疗及科研设施和空间布局、学科综合人才的培养工作等五个方面将是临床能力发展建设的主要内涵，集中体现了技术能力和资源匹配两大要素，反映了临床诊疗技术水平、科研能力、学术影响度、学科人力资源和人才结构、设施及空间布局等方面状况。

第三节　医疗风险的关注与管控

一、医德医风建设

加强对医务人员的思想政治、医德医风、个人修养和职业道德管理，制定落实行风教育、考核和责任追究制。牢固树立为人民服务的宗旨，改善服务态度，转变服务作风，改进服务流程，方便病人就医，努力为病人提供温馨、细心、爱心、耐心、真心的医疗服务。

医务人员应树立坚定的政治信念、崇高的职业道德、主人翁的责任感和全心全意为人民服务的理念，树立忠于职守、爱岗敬业、乐于奉献、文明行医的卫生行业风尚；恪守医生职业道德，发扬人道主义精神，履行救死扶伤、保护人民健康的神圣职责。

改善医务人员的服务态度，在言语举止上讲究文明礼貌，对待病员一视同仁，树立"病人至上，廉洁行医"的理念，抵制收受药品耗材回扣及开单提成、红包等不正之风。

医务人员仪表整洁大方、言语态度温和，努力为患者提供方便；了解患者的心理，尽量满足患者的需求，取得患者及家属的配合和理解；加强与病人的交流，耐心向病人交代和解释病情，杜绝生、冷、硬、顶、推现象。

二、医疗质量监督管理

建立由院长为主任的医疗质量管理委员会，全面负责本院医疗质量管理。定期召开医疗质量和医疗安全会议，组织医疗质量评估，分析医疗问题，提出整改措施和责任追究建议，建立完善相关医疗质量和安全制度，督促相关职能部门落实。

设置医疗服务质量监控部门，配备专职人员，具体负责监督本单位医疗服务工作，检查医务人员执业情况，调查和处理医疗纠纷。

建立相关专业的质量监控小组，负责各专业技术质量监督和管理，制定和完善相关操作规范，定期组织业务培训学习和检查。

建立由科主任和护士长为组长的医疗质量和医疗安全监督小组，负责本科室的医疗质量和医疗安全管理工作。定期组织医疗质量和医疗安全检查，查找存在问题，提出整改意见，落实整改措施，医务处负责监督落实。

落实医务大交班制度，每周召开，对于医疗和安全相关问题进行讨论，及时进行协调处理，提高效率，保障安全。

三、医疗风险防范、控制

（一）告知与沟通

一是在医疗活动中，医务人员及时将患者的病情、医疗措施、医疗风险等如实告知患者和/或代理人。告知要力求全面准确，避免因告知不足而导致医疗纠纷，但应避免对患者产生不利后果。

二是告知有口头告知、书面告知和见证告知三种方式。口头告知适用于医院诊疗程序等一般性情况的告知；书面告知适用于有告知义务的医疗管理、自费药物和耗材、患者病情、诊治措施及风险告知，书面告知必须有患方签字；见证告知适用于医院有告知义务但患方拒绝在书面告知文书上签字或无患方家属而本人也无法签字的告知，必要时第三者在场，并签字证明。

三是按照有关规定须取得患者书面同意方可进行的医疗活动应由患者本人签署同意书。患者不具备完全民事行为能力时，应由其法定代理人签字；患者因病无法签字时，应由其近亲属签字，没有近亲属，由其他关系人签字；为抢救患者，在法定代理人或近亲属、关系人无法及时签字的情况下，可由医院负责人或者医务处负责人签字。

四是因实施保护性医疗措施不宜向患者说明情况者，将有关情况通知患者近亲属，由患者亲属签署知情选择书，并及时记录。患者无近亲属或者近亲属无法签署知情选择书，由患者的法定代理人或者关系人签署知情选择书。

五是医务人员在各个诊治环节中积极与患方进行沟通，并解答其咨询，解答热情友善、耐心细致、通俗易懂、表达准确，重要的沟通记录在病历中，并请其签名。

六是手术及有创诊疗措施（包括各种组织器官穿刺活检、内窥镜和血管内的诊治等），医务人员将疾病的诊断、手术及麻醉方式和可能出现的风险充分告知患方，并请其签字。

七是手术过程中，需要改变手术方案、麻醉方式或切除患者组织器官等，医务人员必须征求患者（方）同意并签字后才能进行，但情况危及患者生命安全时，在告知的同时，可采取抢救性措施。

八是手术告知原则上由主刀医师负责，特殊情况可以委派有相应资质的助手告知，但告知内容应当经主刀医师审核同意。重大、疑难、多学科合作、新开展手术必须由主刀医师亲自告知。

九是科室对非手术诊治（包括药物治疗及各种物理治疗、自费药品和治疗方法使用等）的医疗措施及风险要实行告知制度。

十是科室必须对危重、大型、疑难、复杂、高风险、毁损性、新开展的手术或操作进行术前讨论，然后由主刀医师进行术前谈话，填写"新技术、新项目、重大疑难手术审批表"上报医务处并由医务处组织人员进行术前行政谈话后实施。

十一是落实行政谈话制度。重要器官切除手术（如截肢）、独眼患者行白内障手术、需要两个或两个以上科室共同完成的重大手术、需要外院指导完成的重大手术、本院新开展的手术、预计会有手术并发症或影响患者日常生活、诊断不明确而且手术风险较大的探查手术、有复合伤或伴有严重并发症、心肺肝肾等重要脏器功能不全、以提高生活质量为主（如美容、整形等）而非疾病治疗、年龄在80岁以上的、非计划再次手术患者、高费用、效果不确切的、社会关系复杂、经济情况差、有潜在纠纷隐患的病例、病理依据的特殊病人的化、放疗，以上情形均需要组织由综合接待办参与，行政谈话院方由接待办高年资医师担任，谈话人员有资格结合患者和沟通情况，选择手术或非手术治疗。

（二）首诊负责和值班交接班

一是第一次接诊医师或科室为首诊医师和科室，首诊医师和科室对患者的检查、诊断、治疗、抢救、转院和转科等工作负责。

二是急危重患者须检查、会诊、住院或转院，首诊医师应负责安排检查、会诊、联系科室和转诊医院，并联系护送人员。

三是救治急危重患者时，首诊医师有组织相关人员会诊、收治科室等决定权，任何科室和个人应当配合，不得以任何理由推诿或拒绝。

四是下班前，首诊医师应将患者移交接班医师，把患者病情及须注意的事项交代清楚，并认真做好交接班记录。

五是病区实行 24 小时值班制，值班医护人员按时交接班；急危重病患者，必须做好床前交接班，病情和医疗措施交接应详细，交接后应签字并注明具体时间。

六是值班医护人员负责病区患者突发情况的临时性医疗工作，并做好急危重患者病情观察及医疗措施的记录。在诊疗活动中遇到困难或疑问时应及时请示上级医师，或报告医院总值班或医务处。

七是值班医护人员不得擅自离开工作岗位，遇到需要处理的情况时应立即前往诊治。如有急诊抢救、会诊等需要离开病区时，必须向值班护士说明去向及联系方式。

八是值班医护人员在病区早交班时，应当将急危重和新入院患者情况向病区医护人员报告，并向主管医师交代清楚患者病情和待处理的问题。

（三）三级查房

一是实行主任（副主任）医师、主治医师和住院医师三级医师查房制度。

二是主任（副主任）医师或主治医师查房，应有住院医师和相关人员参加。主任（副主任）医师查房每周至少一次，主治医师查房每日至少一次。住院医师对所管患者实行 24 小时负责制，实行早晚查房。

三是对急危重患者，住院医师应随时观察病情变化并及时处理，必要时可请主治医师、主任（副主任）医师临时会诊处置。

四是对新入院患者，住院医师应立即查看患者，并在 8 小时内完成首次病程记录，主治医师应在 48 小时内查看患者，并提出处理意见。主任（副主任）医师应在 72 小时内查看患者并对患者的诊断、治疗、处理提出指导意见。

（四）病例讨论和会诊

一是凡遇疑难病例、入院三天内未明确诊断、治疗效果不佳、病情严重等均应组织会诊讨论。

二是会诊讨论由科主任或主任（副主任）医师主持，召集有关人员参加，认真进行讨论，尽早明确诊断，提出治疗方案。主管医师应做好书面记录，并将讨论结果记录于疑难病例讨论记录本。

三是对重大、疑难、致残、重要器官摘除及新开展的手术，必须进行术前讨论。

四是术前讨论会由科主任主持，科内所有医师参加，手术医师、护士长和责任护士必须参加，讨论情况记入病历。

五是对于疑难、复杂、重大手术或病情复杂须相关科室配合的，应提前2~3天邀请麻醉科及有关科室人员会诊。

六是死亡病例讨论，一般情况下应在一周内组织讨论；特殊病例（发生医疗纠纷的病例）应在24小时内进行讨论。死亡病例讨论，由科主任主持，本科医护人员和相关人员参加，必要时请医务处派人参加。

七是急诊会诊，可以电话（住院总有会诊手机）或书面形式通知住院总医师、科主任或相关科室，在接到会诊通知后，会诊医生应在10分钟内赶到。会诊医师在签署会诊意见时应注明时间（具体到分钟）。

八是科间会诊，应邀科室应在24小时内派主治医师以上人员进行会诊。会诊时主管医师应在场陪同，介绍病情，听取会诊意见。会诊后要填写会诊记录。

九是全院会诊，病情疑难复杂且需要多科共同协作者、突发公共卫生事件、重大医疗纠纷或某些特殊患者等应进行全院会诊。会诊时由医务处或申请会诊科室主任主持召开，业务副院长和医务处长原则上应当参加并做总结归纳。主管医师应当将会诊意见摘要记入病程记录。

（五）危重病人抢救和报告

落实《危重病人管理制度》，加强重点病人的管理。加强临床科室危重病人报告制度，及时向病人家属发放病危通知书，涉及多科室协作的危急重病人抢救，由医务处负责组织指挥，各科室及其医务人员必须服从安排。

抢救危重病人时，医务人员及科室主任在积极抢救的同时及时报告医务处或总值班。发现医疗事故或过失行为时，医务人员和科室主任应立即积极采取有效措施，避免或者减轻对患者身体健康的损害，防止损害扩大。同时，应及时向医务处报告，医务处人员接到报告后立即进行调查、核实，将情况及时向分管院长报告，并向患者通报、解释。

（六）建立医疗技术分级管理制度和保障医疗技术

对医疗技术定期进行安全性、有效性和合理应用情况的评估，并提出持续改进措施。

一是医疗技术临床应用实行分类、分级管理。

二是建立手术及有创操作分类管理及审批制度和流程。

三是对手术和高风险有创操作实行医疗技术准入制度，不得开展未经审核批准的医疗技术。

四是对手术和高风险有创操作人员资质实行准入制度，不经批准的人员不允许从事高风险的医疗技术工作。

五是严格执行新技术新业务准入制度，坚决杜绝不经批准的新技术、新业务在临床中使用。

四、医疗文书书写与管理

一是医务人员应严格按照《病历书写基本规范》如实书写病历并妥善保管，病历记录做到对病情及医疗处理过程准确、真实描述，字迹清楚，不随意更改。有需要补充的内容也要注明缘由。严禁伪造、销毁病历。临床科室要完善运行病历管理措施，严格交接班制度，防止失窃被盗。

二是病案室应加强档案管理，依法为患方提供复印或者复制服务，建立完善复印复制登记制度，并在复印或者复制过的原始病历资料上加盖已复印标记，封存病历盖章标记；复印病历时，对患方提出的异议和意见，应及时报告和反馈。

三是实习及试用期医务人员书写的病历，应经过医院有执业资格的医务人员审阅、修改并签名。经医院考核认定胜任本专业工作的进修医务人员可以单独书写病历（包括门急诊病历）。

四是病历确须修改的，应在保持原有部分字迹清晰的情况下修改（错字应当用双线画去）并签名、写明更正日期，不得采用刮、粘、涂等方法掩盖或去除原来的字迹。严禁医务人员在有复印标记的原始病历中修改各种记录。电子病历和纸质病历，在患者出院后不能进行任何修改。

五是因抢救病人未能及时书写病历，医务人员应在抢救结束后 6 小时内据实补记。

六是处方书写和保管应严格执行《处方管理办法》要求进行。

七是医务人员应按照有关规定，认真书写其他相关医疗文书，出具执业范围内的相关医学证明文件。开具相应辅助检查申请单前，必须对患者进行物理检查，正确完整填写各类辅助检查申请单，字迹清楚，检查目的、部位明确。

五、培训与考核

一是医院制定相应的政策，鼓励医务人员自觉学习专业知识，精通业务，努力提高医疗质量和技术水平，尤其要加强重点科室医务人员业务能力建设。

二是落实《医师定期考核管理办法》，建立医师定期考核制度。每年组织两次以上全院性法律、法规、部门规章、医疗纠纷预防与处置等相关内容的培训，科室建立相应的学习制度，要求每月组织一次以上学习。学习和考核情况与科室和个人年度考核挂钩。新进院的医务人员必须参加医疗纠纷预防与处置基础知识的培训，考核合格后才能上岗。

三是定期组织全院性医疗业务和技术培训，不定期组织检查、考试和竞赛活动；各专业质控小组每季度要组织相关专业人员进行专业业务、技术操作规范等方面培训，分析本专业医疗安全形势，完善制度措施和操作规范，不断提高医疗质量，确保医疗安全；科室要每周组织医务人员业务培训，医务人员要加强在职学习，积极参加继续医学教育，牢固掌握"三基三严"基本理论和操作技术，不断更新知识，掌握新技术，更好地为患者服务。

六、纠纷接待处理

（一）首接负责制

患者投诉包括现场投诉、电话投诉、信件投诉和信访投诉，医务处接待人员对于每一件投诉建档登记，全程跟踪，由首次接待同志负责，直到解决。

(二) 落实科室讨论制度

当患方投诉后，对于需要专业回复的案例，需要经过科室讨论提交意见后回复患者，对于需要解释的，邀请当事医务人员现场解释沟通。

(三) 落实纠纷补偿管理制度

按照院《医患纠纷赔偿处理办法》落实补偿到责任人，责任人由科室讨论后认定。

(四) 发挥医患纠纷人民调解作用

按照国家规定，将涉及面广泛，涉及调解补偿金额大于 3 万元的案例，请医患纠纷调解委员会协助现场或引导到所在地解决。

(五) 重视医疗事故及损害鉴定

对于不能调解，进行医疗事故鉴定的案例，院内组织专家进行模拟鉴定，鉴定参加人员包括科主任和责任医生。

(六) 重视法院诉前调解

对于法院诉讼的案件，如果医患之间矛盾较小，双方沟通能够理解的，努力做到调解，避免公共资源浪费。

(七) 做好医责险工作

对于发生纠纷补偿的案例，申请医责险补偿，并且对于医务人员在工作中受到伤害的案例，积极申请相应补偿。

(八) 做好医警联动

发生医患纠纷时，院内保卫处人员进行现场处置，如果事态不能控制，通过 110 报警申请警方协助处置，确保医务人员安全，定期邀请警官进行医患相关安全知识、技能培训。

（九）利用各种媒介传播正能量

纠纷接待部门充分利用微信、微博、电视台和院报等平台，公开部分表扬信和感人事件，让社会认识到医患之间合作的重要性。

第四节 "双控双降"的过程管理

"双控双降"中"双控"指控制医疗收入增长率（重点是控制均次费用增幅），控制医疗成本增长率（重点是控制工资总额增幅）；"双降"指通过预算管理引导医院合理使用药品及卫生耗材，降低药品收入和卫生材料收入占比及药品费、材料费的增长速率。

"双控双降"的初衷是为遏制医疗费用的不合理快速增长，减轻患者经济负担，进一步彰显公立医院公益性，提升医疗质量，使医务人员通过知识和技术创造价值，合理控制成本，提高医院经济运行管理的规范性，使医院可持续稳步发展。

一、药品的控制管理

"双控双降"的关键之一是在建章立制的基础上，依托信息化，组织精干力量加强药品管理和督查，引导临床规范使用药品，自觉合理用药，及时发现并纠正不合理用药，避免过度用药，节约资源，降低药占比。

一是积极发挥临床药师作用，药师参与临床药物治疗，可以协助临床医生解决用药方面的疑难问题，使药物治疗更趋科学性、合理性，提高药物治疗水平，减少不良反应的发生，并可减少卫生资源的浪费。临床药师下临床，参与药学服务，向临床医生、护士提供药物咨询（包括药物选择、相互作用、服药时间和特殊群体的用药等），收集药物的不良反应，开展特殊药物血药浓度监测、进行个体化给药，可明显提高医生、护士药品应用水平和使用质量。药师直接参与查房，协助临床医务人员合理用药，杜绝用药的盲目性，及时纠正或阻止药物不良配伍，减少药品费用支出。对一些重点科室，如 SICU、CCU、普外科、骨科、神经外科、呼吸科、急诊科、肿瘤科等，分别指派一名临床药师长期蹲点在病区，加强合理用药的现场指导和干预。

二是建立医务药剂联合工作机制，每月对监控发现药品次均费用同比增长10%以上的或药占比同比超3%以上或药品费用明细超过年初下达指标的科室，医务处与药剂科联合开展督查，找出问题、分析问题、提出整改意见，避免类似的不合理用药再次发生。

三是医务加强执业医师用药培训，对每位执业医师独立看门诊前进行医政医保政策规范培训，重点是合理用药处方培训。培训结束进行笔试考核，考核成绩必须达到90分以上方可获得处方权。首次考试成绩如低于90分，再回炉培训，直至考核合格为止。

四是充分利用信息化手段，加强合理用药管控，有效发挥实时监控系统智能化监管优势，采用"教育在先，警示为主，整改为重，处罚为辅"的原则控制药品费用。

五是鼓励优先使用或强制使用带量采购药品的使用，如阿莫西林胶囊，头孢呋辛酯片，雷诺普利等常用药品，切实减轻病人的负担，降低药占比。

六是每月开展不合理用药点评公示制度，根据临床药师、医政医保日常督查情况，对全院不合理用药进行点评公示，旨在举一反三，避免同类错误再现。

七是对不合理用药出现频率较高的医师开展约谈工作。约谈方式可以是医务处单独谈或医务处与医院纪委监察部门协调谈话，也可以医务处、门急诊办公室及分管院长协同谈话。如果整个科室或亚专业组存在不合理用药倾向性，可以采用集体约谈方式，要求守住底线，不踩红线，因病施治。

二、耗材的控制管理

"双控双降"的另一个关键是医用耗材的管控。医院实践过程中，制定卫生材料组织管理规定、准入管理规定、采购管理规定及使用管理一系列规定，规范卫生材料使用，降低耗占比，控制医疗收入增长速率。

（一）耗材组织管理

医用耗材管理遵循统一领导、归口管理、分级负责、权责一致的原则，落实医学装备处集中管理植介入类医用耗材、一次性使用医用耗材、试剂及其他医用耗材。

（二）耗材准入管理

成立由医院领导班子成员、医学装备、医务、医保、财务、院感、护理、审计、监察、纪委等部门负责人及部分临床专家组成的医用耗材管理委员会，负责对医院使用的医用耗材进行论证、评审、咨询和使用评价、监督和指导等，确保科学决策和民主决策，把好准入关。

（三）耗材采购管理

一是耗材的供货企业确定应定期集中遴选，一般不少于两年一次。遴选分类实施，在满足临床使用前提下做到有条件的遴选，即每类医用耗材选定 1~3 家生产企业的产品，一般不应超过四家，但只有唯一生产企业的产品除外。医院根据遴选结果，依法与供货企业签订购销合同，并不得订立背离合同实质性内容的其他协议，牟取不正当利益。

二是医用耗材采购要按照遴选结果、根据临床申请及库存安排，同时要做好采购记录，包括产品名称、注册证号、规格型号、生产企业、产品相关生产信息（产品有效期、产品生产日期、产品批号或产品序列号等，植介入类医用耗材应有产品条形码）、经销企业、物价定价、采购单价、采购数量、采购金额、采购日期、采购人、收费价格等。可单独收费的医用耗材应有医保编码。

三是库房管理规范，相关库房建立完整的产品入库、验收、发放记录，应有与在用医用耗材品种、数量相适应的贮存场所，并确保相关植介入类医用耗材信息具有可追溯性。医用耗材发放记录应包含产品名称、规格型号、生产企业、产品相关生产信息（产品有效期、产品生产日期、产品批号或产品序列号等，植介入类医用耗材应有产品条形码）、经销企业、采购单价、收费单价、领用及出库日期，领用部门、领用人、库房发放人、发放数量、发放金额等。

四是采购管理人员应遵守国家相关法律法规，遵守职业操守，不擅自采购、使用医用耗材，不收受回扣，不截留发票等。对植介入类医用耗材结算，做到"一单一票"。

五是依托并充分利用"耗材阳光平台"采购管理医用耗材，协同议价，带量采购，降低耗材进价，控制成本，控制耗材费用，同时病人也得实惠（目前本市耗材加价率为小于等于进价的 5%），减轻患者负担。

六是医院纪委要全程参与监督医用耗材采购相关工作，对照党风廉政建设要求，监督各项规章制度、流程规范的执行、落实定期对医用耗材采购、使用等部门、人员进行廉政教育，发现问题要及时进行诫勉谈话。

（四）耗材使用管理

一是建立医用耗材使用基本目录。对使用目录外的医用耗材要从严管理，做到申请有指征、审批有依据、重复有限制。

二是医院设备委员会、医务处及人力资源处注重临床、医技等部门人才培养，定期组织培训，建设专业化、职业化人才队伍，提高医用耗材使用综合能力，避免因医师技术或能力问题造成的耗材使用浪费。

三是除急诊外，临床使用植介入类医用耗材，一般应至少在择期手术前 24 小时内向医学装备处提出申请，内容应包含申请部门、申请人、申请部门负责人、手术名称、病人姓名、床位号或住院号、手术使用主要医用耗材名称、生产企业名称等。

四是临床高值耗材实行严格审批制，单个病人一次性耗材总价格超过 5 万元，不足 6 万元，须经科室主任审批；超过 6 万元，不足 8 万元，须经医务处审批；超过 8 万元，不足 10 万元，须经分管院长审批；超过 10 万元的耗材须经院长审批。（按规定一式三份，一份留存病史，一份交医用耗材管理部门，一份交医务部门）同时，对血管内支架的国产比例做相应规定，鼓励科室优先使用国产耗材和低值耗材。

五是运用信息化的手段，细化耗材管理，特别是一些重点病种如膝关节置换术、髋关节置换术等信息化管理，建立与病种相关的植入耗材管理目标，建立相关病种的知识库，特别是耗材知识库，创建电子审批软件，嵌入医院"OA"系统并开通手机提醒功能，实现无纸化信息化快捷审批。通过信息化实现针对病种、手术及操作医生相关联的费用实时监控体系，定期分析反馈。

六是凡医疗、教学、科研、预防、保健等工作的植介入类医用耗材、一次性使用医用耗材、试剂等一律纳入一体化管理，不留盲区。

七是临床使用时，医护人员应认真核对植介入类医用耗材信息，准确、及时记录植介入类医用耗材使用情况，包括病人信息、产品名称、条形码等产品相关生产信息、规格型号、收费单价、使用数量、收费金额、使用日期，使用部门、使用人员、登记人员等，以保证有效追溯。

八是医院要结合临床路径与单病种质量管理，科学、合理设置医用耗材使用标准，规范使用指征管理。

九是医院建立植介入类医用耗材使用评价、定期（一般不少于每季度一次）公示制度，对临床使用异常材料制定相应的调控措施。

十是对耗材使用费用明显超标或不合理使用耗材的医师开展约谈工作，不断提醒临床医生规范使用耗材，降低耗占比。

三、病种医疗成本控制管理

在"双控双降"的前提下，控制成本，提高效益尤为重要，医院在成本核算的基础上，探索开展病种医疗成本控制管理，抑制过度医疗，降低医疗费用，促进医院管理，保证医疗质量，提升效益。

病种医疗成本核算是在科室成本核算的基础上，以病种为核算对象，对医疗服务过程中的各项实际耗费进行分类、记录和归集，形成病种成本。以髋关节置换术为例，对每个病人从入院到出院期间的每一个诊疗服务流程加以规范，对每一个诊疗服务流程中所耗用的人、财、物进行实际测算，从而得出标准化的病种成本，便于分析、评价、比较和考核，营造以节约费用为荣、浪费费用为耻的医院文化，蔚然成风，奖优罚劣。

（一）病种成本核算

包括诊疗某一病种所耗费的药品成本、卫生材料成本及诊疗项目成本（化验费、检查费、病理费、治疗费、手术费、诊疗费、护理费、床位费）。

（二）病种收入核算

包括诊疗某一病种所耗费的药品收入、卫生材料收入及诊疗项目收入（化验费、检查费、病理费、治疗费、手术费、诊疗费、护理费、床位费)。

(三) 病种标准费用核定

在病种成本核算及病种收入核算基础上确定医院的优质病种,并下达各科室结构化的病种费用指标。

(四) 标准病种费用信息化

通过病种费用智能化模块实时干预医生诊疗行为。

(五) 病种费用分析

每月对病种组的费用进行分析,与全市同级别医疗机构比较、与医保单病种指标比较,找出差距,从病种医疗费用角度,找出应该控制的费用项目,找出成本控制的重点,从而降低经营成本,指导临床工作,提高医院的经济效益。

(六) 病种费用考核

导向是激励科室加强医疗质量管理,迫使科室为获得利润主动寻找成本最优的临床路径,并尽可能地缩短住院天数;促进医院加强对病人诊疗过程的管理;促进疾病诊疗的规范化,提高服务质量;减少诱导性医疗费用支出,有效地控制医疗费用的不合理上涨。以髋关节置换为例,与病种标准费用进行比较,节约的药品费用及卫生材料费用分别按 50% 奖励给病种团队;超标部分也各按 50% 扣奖。

第四章　医院档案管理模式

第一节　医院实验室与教研室档案管理

一、临床实验室档案管理

检验医学是在基础科学的理论上发展形成的，早期的检验医学是由医师或医师指导下的技术人员利用手工方法开展一些简单的实验，这种方式耗时、变异大、易受技术和人为因素的影响。随着科学的进步，当实验过程变得越来越复杂，一些熟知检验技术的医师，开始培训一些专门的人员帮助他们执行复杂而众多的实验。这些不同学科的医师对检验医学这门新兴学科的建立起到了至关重要的作用，检验医学逐步形成了自己的实验标准和规范。实验室要想取得成功，其管理人员就必须具备领导和管理才能，领导才能表现为对实验室准确的定位和掌握实验室的发展方向，管理才能侧重于为了达到工作目标采取的具体步骤上：一个好的实验室管理者必须拥有良好的洞察力，建立适当的工作目标，最大限度地满足患者、医生、实验室工作人员和医院管理层的需求。为了满足实验室用户的期待和要求，实验室的管理者应对面临的环境变化、检验医学的技术进步、临床实验室管理理论的发展有充分的认识，加强实验室硬件和软件两个方面的建设以应对挑战。

（一）成功的实验室管理必须具备的条件

管理渗透到现代社会生活的各个方面，凡是存在组织的地方就存在管理工作。成功的实验室管理至少具备以下三个条件：

1. 实验室希望达到的目的或目标

实验室的工作目标是以经济的和对患者伤害最小的方式，提供有效、及时、准确的检验信息，满足临床医师对患者在疾病预防、诊断、治疗方面的需求。当然，不同实验室的工作目标也可有所不同。如有的实验室可将目标瞄准国际一流、参加国际上统一标准的实验室认可，争取与国际接轨，有的可定位为地区内检测项目和水平领先的实验室，也可以将目标定位于主要满足本院临床医师和患者的需求。

2. 管理者必须具备领导团队达到目标的权力

要达到实验室设定的目标，实验室管理者必须具有相应的权力，如实验室内部组织结构的设定权、人事安排权、财务分配权等。医院领导只有授予实验室管理者这样的权利，才能保证实验室管理者在实验室中的领导地位和权威，有利于实验室工作目标的实现，有利于医院工作总目标的实现。

3. 必需的人力、设备、资金等资源

资源是实现实验室工作目标的基础，没有资源作为保证，任何形式的组织目标都会成为空中楼阁。如实验室的检验周转时间工作目标非常明确，但如果没有足够的技术人员、没有自动化的仪器，就不可能满足临床尽快返回报告的要求；如果没有既了解实验技术，又熟知临床医学的检验医师，就不可能达到对临床提供咨询服务的工作目标。

（二）实验室管理者

管理者是指在一定组织中担负着对整个组织及其成员的工作进行决策筹划、组织和控制等职责的人。管理者在管理活动中起着决定性的作用。管理者的素质如何，管理机构的设置是否科学，管理职能的确定和运用是否合理等，直接影响管理的效果。

实验室管理者要在管理活动中有效地发挥作用，必须有一定的权利和能力，实验室管理者的权力通常是通过医院领导任命和授权取得的，但我们不应忽略实验室管理者本人的威信和声望所获得的影响力也是权力的一个重要组成部分。实验室管理者的能力主要是指组织、指挥能力，技术、业务能力，影响、号召能力。作为一个实验室管理者，要尽量满足这三种能力要求，但是在不能求全的情况下，对于管理者而言，最主要的能力应该是组织和指挥能力。因为实验室管理

大量的是组织、指挥、协调工作，而不是单纯的技术、业务工作。目前，我国的现状是实验室管理者多是生化、血液、免疫、微生物中某个专业的技术专家，技术和业务能力较强，影响、号召力也有，但唯独缺乏组织和管理能力，缺乏在此方面的系统培训。医院领导和实验室负责人一定要认识到组织管理工作对实验室的重要性，中华医院管理学会临床检验管理专业委员会也应组织相应的培训，帮助实验室管理者尽快提高自己的管理水平。

实验室要想取得成功，就必须由具有领导和管理才能的人员承担起实验室的管理工作。实验室管理者要有清晰的管理思路和工作方式，必须拥有敏锐的洞察力，善于发现检验技术的发展方向，接受过良好的教育并具备相应的管理能力；有良好的身体条件，精力充沛，反应敏捷，思路开阔，勇于开拓，愿意承担责任；有从事检验工作的知识、经验和教训，对经营、财务管理等专业知识有一定的了解。

（三）实验室管理人员工作方式

现今的医疗环境要求实验室的工作应具有有效性、准确性、时效性、经济性和安全性，而实验室的检验项目、检验技术、分析仪器、实验人员等工作环境总是处在不断的变化之中，这就对实验室管理提出了很高的要求。尽管实验室的工作环境在不断变化，实验室管理的工作模式可以相对稳定，现就实验室管理人员的工作方式建议如下：

一是在与医院领导、临床科室及医院有关部门商议后，明确实验室能够提供的检验服务和水平。

二是配备足够的设备和人员等资源满足医师、患者等实验室用户的需求。

三是实验室工作人员必须接受过专业和管理的双重教育和培训教育，并达到国家规定的相应资格要求。

四是建立实验室质量保证体系，制定实验室管理文件，定期审核和修订以保证质量体系的正常运转和不断改善。

五是对实验室的收入和支出应实行有效的管理和控制。

六是积极参加临床实验室认可活动，从管理和技术两个方面对实验过程实施从分析前、分析中到分析后的全面质量控制。

七是建立实验室内部和外部的沟通制度，沟通必须是双向的和开放的。

八是实验室应有发展规划，要对实验室有明确的定位，未来希望达到的目标，以及在现有的环境下通过采取什么样的措施才能达到这个目标，制定短期应达到的分目标应是整个战略发展规划的一部分。

九是检验结果必须以准确、完整、易于理解的方式迅速送达医生等用户手中。

十是实验室有责任就检验报告为临床医生提供科学的解释和参考意见。

二、教研室档案

教学、科研档案是教研室必须存档的重要资料。随着信息时代的到来，信息在人们的生活、工作中发挥着越来越重要的作用，如何做好教研室档案管理工作，使其更好地促进和指导教学、科研等活动就显得非常迫切和必要了。

（一）档案内容

1. 教学档案

教学档案是指在教学活动中直接形成的，具有考查利用价值，按照一定规律集中保存起来的各种文字、图表、声像等不同载体形式的文件材料，是教学内容、方法、途径和效果的真实记录，是进行教学活动和教学研究不可缺少的依据和参考，是改进教学工作、提高教学质量、促进学术交流的信息资源，包括载有下列信息的文本、声像资料、磁盘及必要实物。

（1）上级文件，教学相关的规章制度；

（2）教学大纲，年度工作计划，教研室教学实验计划；

（3）典型教案、讲稿；

（4）教材，重要补充教材，参考资料；

（5）学员课程考试，考查成绩，试卷、试题，标准答案和质量分析，教学日志等；

（6）教研室学年教学工作总结，教学经验总结；

（7）教研室重要教学活动材料；

（8）教学成果及教学论文材料；

（9）教学改革与研究有关材料；

（10）教研室教师获奖、受表彰及在学术团体的任职情况。

2. 科研档案

科研档案是指在科学研究、技术革新、科研成果的推广使用中所形成的，具有保存和利用价值的，按一定的归档制度集中保管起来的科学研究文件材料。包括如下内容：

（1）科技文件资料。

（2）科研课题开题立项，研究，总结题资料。

（3）科研成果资料。

（4）专利项目材料，如发明专利、实用新型专利和外观设计专利的请求书、说明书、设计图、照片、权利要求书、代理人委托书、专利证书，以及国家发明奖的申报书及审批文件等。

（5）科研经费使用情况，消耗材料。

（6）科技学术交流，外事活动资料。

3. 其他档案

（1）教研室发展史，大事记；

（2）教学效果调查和质量分析；

（3）师资培养规划、计划及实施、检查结果等；

（4）学术论文（复本）资料，学员在学期间撰写的本专业文章及与教学相关的其他材料；

（5）经费开支材料；

（6）仪器设备基本情况。

（二）档案管理

1. 主动收集、合理分类、随时整理，保证各类档案资料的齐全完整

资料员要树立高度的责任心，对不同来源不同种类的档案资料，要采取不同措施，进行主动收集、合理分类、随时整理。例如，对教学档案而言，因为教学工作是以学年度来计划完成的，那么教学工作中形成的教学档案资料要按学年度

来收集、分类、立卷、归档。同时教研室要经常应对各种教学检查、教学评估，那么在收集整理教学档案时一方面要按档案管理原则进行分类整理，另一方面还要考虑根据教学评估检查的指标体系来进行针对性收集、分类、整理、归档，采取灵活多样的分类保管方法，做到既符合档案管理原则，又能顺利应对各种检查评估，以避免档案管理人员的重复劳动，并保护档案不被拆分破坏。对于医疗档案，收集要积极、主动、及时。如遇到典型病例、疑难病例要随时深入病房收集病例资料和拍摄照片，并利用现代技术手段有效储存其资料、图片。对于科研档案，则要根据课题进展情况来收集，一般课题结束时要进行系统的整理，每个课题最好形成独立的案卷。对于研究生档案，则要在研究生毕业答辩后办理离校手续前将其毕业论文、多媒体汇报电子文稿以及科研原始数据、图片等一并收齐归档。

2. 妥善保管医院教研室档案资料

医院教研室一般没有专门的档案库房，档案柜通常放置在教研室办公室，为此档案柜应由专人管理，做好安全防护工作和重要科技档案资料的保密工作，同时要特别注意防火、防鼠、防霉。随着现代技术的不断发展，教研室产生大量的电子文件、数码照片、多媒体课件等电子档案，对这些电子文档尤其要妥善保管，一方面要及时做好备份，以防机器故障、病毒破坏而丢失文件；另一方面要做好保密工作，防止未经许可任意拷贝，要做好知识产权保护工作。

（三）档案使用

档案管理不应仅仅是一种保存手段，更应该服务于教学科研活动。因此，在教学过程中要注意利用和发挥档案的指导服务作用，如将各期试题单独装订成册，使之成为课程结束后考试命题的重要参考资料。某些资料从收集到保存都从教学的实用性出发，如实验课实行授课登记制度，将授课内容及仪器使用情况按时登记，积累档案资料，完善实验室仪器管理，更便于教师之间的互相沟通和监督。教学档案可定点保存，像实验室器材管理册即由实验室人员保管，人员更换，则档案易主，便于接管人员之间的互相监督，成为教学科研管理的一部分，既发挥了档案效能，又促进了教学。

档案管理作为教学科研活动的重要组成部分，应从实际出发，充分利用其直接来源于教学科研、贴近具体教学科研活动的特点，使其渗透到教学科研过程的各个环节，这样才能充分发挥它的实用性。为此，档案管理部门应充分发挥档案在教学科研管理和院校建设中的作用，努力提高档案开放效益和利用率，直接为教学科研工作服务。档案管理人员应当熟悉所保管的档案，编制目录、卡片、索引等检索工具和参考资料，逐步实行计算机管理，为档案利用部门提供高效率的服务。同时，建立严格的档案使用制度。档案一般在教研室阅读、复印、外借或借阅不便公开的档案，必须按照管理制度，严格手续，对借出的档案应适时催还；对退还的档案应严格清点、入库。使用教学档案的单位和个人，应遵守有关档案管理规定，不得涂改、勾画、批注、剪裁、转借和私自复印；对借出的档案，应妥善保管，按时归还；对遗失、损坏教学档案的视情节轻重，按照有关规定，追究其责任。

第二节 医院科研信息档案管理

一、科技档案

科技档案工作的基本任务是保管和开发科技档案信息资源。保管是科技档案工作为人类积累科技文化财富的具体措施，开发利用科技档案信息资源是为了发挥保管工作的效益，进一步促进科技档案工作的开展。虽然二者相伴而生，但是由于科技档案信息资源的开发利用，要以科技档案资源的积累为基础，这项工作的开展则滞后于科技档案的资源积累。

科技档案信息资源的开发利用工作的开展可分为三个层次。第一个层次，是以方便利用者查找为目的的信息开发工作，即科技档案部门编制检索工具，为利用者及时、准确地找到所需要的科技档案原件创造条件，并且通过不断完善检索工具的功能，形成科技档案检索体系，使库藏的全部科技档案都能够被利用者认识，进而使科技档案信息资源得到广泛地利用。第二个层次，是以协助利用者利用科技档案为目的的信息开发工作，即科技档案部门对科技档案信息进行加工，为档案利用群体提供系统、优质的科技档案信息，以节省利用者查找、鉴别相关科技档案的时间，提高科技档案的利用效益。第三个层次，是以参与利用者的信息研究为目的的信息开发工作，即科技档案部门从单纯地为档案利用者提供适宜的科技档案信息，发展为有针对性地向利用者提供，作为决策信息支持的相关科技档案信息的综合研究成果。这时的科技档案编研人员已经从单纯的科技档案信息的提供者，变成了科技档案信息的提供与利用者。这三个层次体现了科技档案信息开发利用工作渐进发展的过程，也是科技档案工作不断完善其功能的过程，对现代科技档案工作具有重要的意义。

（一）科技档案编研工作

科学技术档案编研工作简称科技档案编研，是中国档案界根据其工作内容概括的一个专业概念。科技档案编研工作具有以下特征：

1. 科技档案编研工作以科技档案信息为主要工作对象

信息是人类社会活动的重要条件，伴随着社会信息能力和信息数量的增长，我国在信息管理方面分别形成了图书管理、档案管理和情报管理的社会分工。在各自长期的管理活动中，逐渐积累了一定规模的管理对象，并且针对它们的特点展开了各自的信息研究与加工。在图书和情报部门这项工作被称为情报或信息研究工作，档案部门则被称为编研工作。在图书、情报和档案工作"三足鼎立"的情况下，深入开发各自的信息资源，是全面、合理开发国家信息资源的客观要求。

坚持以科技档案作为科技档案编研主要的研究、加工对象和信息源，是科技档案编研能够持续发展的前提。首先，长期、持续地积累使科技档案部门拥有大量、丰富的科技档案信息资源，以科技档案信息作为开发研究的主体，发挥了科技档案部门的优势。其次，科技档案具有较强的专业性，开发科技档案信息资源需要编研人员具备相关专业的基础，科技档案工作者长期从事科技档案管理工作，熟悉科技档案信息的特点，开发科技档案信息资源更为得心应手。特别是科技档案部门开发自有的档案信息资源，还能为档案所有者创造一定的经济效益，不会引起知识产权纠纷，必然受到各方面的支持。

以科技档案信息为开发主体，并不是一概排斥其他信息，而是必然要求适当吸收相关科技信息。科技档案编研是以集中相关科技档案信息的形式为利用者服务的，为此，一方面，科技档案编研为了保证提供信息的实用性，必须适应科技活动的延续性和动态性特点，及时补充相关的科技信息；另一方面，还要考虑利用者的客观要求，将他们关心的相关信息补充进去。这就要求在编研过程中，要特别注意将相关科技对象或活动的最新信息，如继续形成的相关科技活动的信息、相关技术或产品的市场反馈信息，以及同行业相关科技信息等，及时收入编研成品之中。

2. 科技档案编研以主动满足一定规模的利用需求为目的

科技档案编研是开发科技档案信息资源的一种方式，是针对大量和系统的利用需求，积极提供高质量的科技档案信息服务的具体措施。强调编研的目的性，在当前要求编研工作满足一定规模的实际需要，这是协调科技档案编研与其他各种科技档案利用方式的重要依据。而且，随着信息化的发展，必然将更加注重编研工作的效益。

3. 科技档案编研以档案信息研究为基本手段

科技档案编研是一项科技信息的再生产活动，与其他科技档案工作相比，突出特点是对科技档案信息的智能控制。其他科技档案工作多以档案实体为对象，如科技档案的整理、立卷、保管、调卷等工作，虽然都是专业性档案技术操作，但是它们毕竟很少涉及对科技档案信息的研究，而编研工作要实现其预期的目的，必须以科技档案信息研究为手段，离开了对科技档案信息的研究，任何一项编研工作都将寸步难行。

4. 科技档案编研以提供高质量的档案信息服务为标志

科技档案编研的根本目的是进一步发挥科技档案信息的作用。为此，科技档案编研提供了易用的科技档案信息及其新的载体形式，以其创造的信息产品缓解了科技档案利用的矛盾，较好地满足了利用者对科技档案信息系统利用的要求。为此，编研工作不仅要求每个编研成品信息的高质量，而且还要求编研成品交流的高效率，在此意义上，提供科技档案编研成品具有其他档案利用形式无法比拟的优越性。

（二）科技档案编研工作的内容

为了适应经济建设、科学技术事业和信息经济发展的需要，实现科技档案编研工作的目的，科技档案编研工作应该由编研技术工作和编研管理工作两部分组成。因此，科技档案编研工作具体包括以下内容：

1. 科技档案编研技术工作的内容

（1）科技档案编研成品的选题和选型

科技、生产活动是人类社会基本的实践活动，由于它的目的、内容、方法和要求各异，对科技档案信息的需求也是多角度、多层面的。为实现科技档案编研应有的效益，首先要根据科技、生产及其管理活动与社会其他工作对科技档案的利用需求，有针对性地确定编研项目的主题。为了提高科技档案编研成品的利用效果，还要求进一步确定最适宜表现编研信息主题的编研成品类型。这样才能实现编研工作的目标，进而为编研任务的顺利完成奠定基础。

（2）科技档案编研材料的选择与核实

充分占有相关科技档案材料是科技档案编研工作的基础与优势。受科技档案的形成规律的制约，科技档案信息虽然丰富，但是同类科技档案信息却散存于各套档案之中，科技活动的相关性和渗透性，使相关科技档案信息在科技档案实体中的分布更加离散。而符合编研成品主题和类型要求的编研素材，必须经过对科技档案材料的查找、鉴别加以确定，以便使科技档案编研工作具备信息加工的对象。

（3）科技档案信息的加工

档案信息加工指按照既定的要求，通过对入选科技档案材料的综合、归纳、提炼与改编，形成科技档案信息单元的编研作业过程。信息加工一方面是为了使科技档案信息的表达更加准确、扼要，来提高其易用性；另一方面，是为了明确或揭示科技档案信息之间的关系，进一步提高入选信息的整体价值，充分方便利用者，为实现科技档案信息的价值创造条件。

（4）科技档案编研成品的后期制作

科技档案编研成品是系统揭示相关科技档案信息的载体。必须根据一定的结构和体例形式，将加工的信息单元有机地组织起来。按照信息交流的要求，还要编写有关的辅助部分，经过排版将选择、核实、加工形成的单独的科技档案信息，组成便于流通和使用的科技档案编研成品。如果将编研工作内容形象地比喻为工业产品的生产过程，那么信息加工就是"零部件的生产过程"，编排与后期制作就是"整机装配过程"。

（5）科技档案编研产品的校核与审定

科技档案编研成品的校核，是对编研成品进行整体的检查与修改。科技档案编研产品的审批，指在对编研成品初稿进行审查批准的基础上，做出有关该编研成品制作、交流的一系列决定。虽然校核和审批都是对编研成品进行最后的把关，但是它们的任务与责任是不同的，校核是保证编研成品质量的重要措施；审定则体现了科技档案编研成品法人对其法人或职务作品知识产权的认定。

2. 科技档案编研组织管理工作的内容

科技档案编研工作是一项长期发展的科技档案业务工作，必须实行科学管理才能使它真正成为科技档案工作新的生长点。加强编研工作的组织管理，不仅是科学、高效地开展科技档案编研工作的客观要求，也是科技档案编研工作顺利发展成为信息服务机构的必要条件。

（1）编研的计划管理，即运用现代管理与市场经济的理论与方法，组织、协调与指导本单位及所属单位科技档案编研项目的选题与编研作业。

（2）编研的人员管理，即根据科技档案编研工作的要求，对编研人员进行合理的组织与培养，提高他们的积极性与编研技术水平，从根本上保证科技档案编研工作顺利进行。

（3）编研的作业管理，即从控制编研成品质量为目标，对编研作业实行全过程的科学管理，不断提高科技档案编研工作的效率。

（4）编研成果的管理，即进行编研成果的申报、评价及编研档案的管理。

(三) 科技档案编研工作的必要性

1. 现代化建设的客观需要

现代化是一个相对的观念，各发展时期都赋予其不同的内涵。建立和完善社会主义市场经济体制与加速国民经济信息化，是现阶段我国社会主义现代化建设的主要标志，也是我国赶超世界科技潮流的重要步骤。现代化使国人体会到了全球竞争的意义，市场机制的核心是竞争，而赢得竞争的前提是获取充分的信息，这足以说明信息在市场经济中的重要地位。微观市场活动是这样，宏观调控更是如此。获得信息、分析信息、发布信息，既是政府制定宏观技术经济政策的基础，又是政府进行政策引导的手段。

当前世界经济的发展状况是，传统工业生产方式的重要地位逐渐为以信息技术革命为代表的知识经济所取代。知识经济是建立在知识和信息的生产、分配与使用基础上的经济。它是以高新技术发展为主导因素的新的经济形态和以高新技术与知识密集型服务业为主体的新的经济结构。

知识经济的崛起使得现代竞争的优势从企业的制造技术转向企业的科技创新，使无形资产在企业资产总值中的比重显著上升。现代企业主要关注的对象是信息、知识、人才，而不是原料、设备和劳动力，并且将物质生产过程视为一种信息的获取、存储、处理、传输、控制的信息流动过程，从而在人—机、机—机，以及机器与劳动对象之间，以数字化作为共通的桥梁，建立起自动化系统。

知识经济的崛起强化了社会的信息需求，也向人类昭示了信息加工产生知识的重要作用，这不仅对企业档案、情报等传统信息工作的开展产生了重大影响，而且刺激了新兴信息产业的诞生，使代替别人管理信息或对数据进行处理，即以信息产品为基础的新兴信息服务业迅速发展。在美国已经出现了专门为企业保管和开发档案，并使其增值的企业——"历史工厂"，至于以信息为依托形成的各种数据库、信息咨询服务业，更是令人眼花缭乱、耳目一新。

在现代企业内部，信息在资源配置中的基础作用及其在科技创新中的能动作用日益显露出来，科技档案信息作为一种战略资源、经济资源、企业资源的意识逐渐深入人心。知识经济的增长方式使现代企业重新认识了档案信息资源，科技档案工作者已经深切感到现代企业的档案信息需求在规模、质量和角度等方面的变化，大力开发信息资源和活化科技档案信息已经成为科技、生产及其管理活动的直接要求，这些要求已经难以通过提供科技档案原件来满足。

2. 高效保护科技档案信息的历史要求

持久地保存有价值的科技档案是科技档案工作重要的历史责任。随着科技档案的迅速增长，其保管任务日益艰巨。我国历史证明，通过对原始科学技术信息的编纂，为后人保存珍贵、典型、系统的科技史料，是有效保存历史档案信息的成功之举。

值得注意的是，这些流传至今的珍贵古代科技文献，并不是前人保存下来的原始文献。由于在漫长的历史过程中，档案难以避免自然灾害与战乱的破坏，永久保存下来十分困难。但是，将其中最珍贵的文献编纂成册，不仅便于当时科技知识的传播，而且能够使它们长久地流传下去，这条宝贵的历史经验值得记取。在科学技术飞速发展的今天，档案载体和记录方式迅速更新，档案数量增长速度惊人，永久保存科技档案信息的难度更大，将科技档案原件全部、持久地保存下来几乎不大可能。

3. 现代科技档案工作发展的必然结果

科技档案是人类科技活动的衍生物，伴随社会主义现代化建设的蓬勃发展，形成、积累的科技档案与日俱增，持续地积累不断扩充着科技档案的数量，丰富着科技档案的信息资源。

首先，一方面，由于数量和种类的迅速膨胀，科技档案的管理变得日益复杂，必然要求加强科技档案实体分类、立卷的科学性，增加了科技档案管理的难度。另一方面要求提高科技档案鉴定的准确性，在保证馆藏质量的前提下，尽可能减少保管的数量。其次，逐渐提高的利用频率，加重了科技档案使用中的磨损，对科技档案实体的安全造成了一定的威胁，也加大了其他实体管理活动的工作量。最后，由于科技档案数量的迅速扩展，传统的提供原件利用方式产生了准确调卷的困难；而且科技档案数量和种类越丰富，相关信息的分布就越分散，系统查找就更加耗时费力，进一步激化了科技档案保存与利用的矛盾。

科技档案数量的发展及其对科技档案管理提出的挑战，促进了科技档案工作专业化的发展，科技档案工作者的业务能力随之得到锻炼和提高，科技档案机构因此更加规范、系统。在此期间，各单位逐渐为科技档案管理部门创造了一定的设备与工作条件，国家科技档案事业有了长足的发展。处于这种状况下的科技档案工作，一方面要研究如何适应形势需要，充分发挥自己的专业职能；另一方面要谋求自身的新发展，以便在信息行业的激烈竞争中保持一定的生存空间。

我国科技档案工作者的这一选择，完全符合国际信息工作发展的趋势。知识经济的发展将信息的利用能力提升为决定现代企业生死存亡、成败兴衰的关键因素，掌握信息流、运用数据分析技术成为企业决策的基本手段。在国内外竞争的巨大压力下，现代企业越来越重视对现有信息资源的收集和利用，通过挖掘自己的档案信息资源，对其进行分析、沟通，将发现许多过去认识不够或未被认识的数据关系和现象，帮助企业管理者做出更加科学的决策，不仅大大提高了现代企业的信息利用能力，同时也提高了科技档案工作的地位。

二、医院档案信息管理

（一）信息与医院信息

1. 信息定义与管理信息特征

（1）信息的定义

信息是关于客观事实的可通信的知识。

首先，信息是客观世界各种事物变化和特征的反映。客观世界中任何事物都在不停地运动和变化，呈现出不同的状态和特征。信息的范围极广，有自然信息、生物信息、管理信息，等等。

①信息是可以通信的。由于人们通过感官直接获得周围的信息极为有限，因此，大量的信息需要通过传输工具获得。

②信息是知识。所谓知识，就是反映各种事物的信息进入人们大脑，对神经细胞产生作用后留下的痕迹，人们通过获得信息来认识事物、区别事物和改造世界。

（2）管理信息

管理信息是反映控制与管理情况的可传送的经过加工的数据，是管理工作的一项极为重要的资源。一方面信息流是物资流的表现和描述，另一方面又是掌握、指挥和控制生产等过程的软资源。信息流的巨大数量和极其复杂的高度组织，是生产社会化程度的重要标志和重要组成部分。

管理信息具有以下特征：

①事实性

事实是信息的价值所在，不符合事实的信息不仅不能使人增加知识，而且有害。

②时效性

信息的时效性是指从信息源发出，经过接收、加工、传递、利用所需的时间及其效率。时间间隔愈短，使用信息愈及时，时效性愈强。

③不完全性

客观事实的知识是不可能全部得到的，数据收集或信息转换要有主观思路，否则只能是主次不分。只有正确地舍弃无用和次要的信息，才能正确地利用信息。

④等级性

通常把信息分为三级，战略级、战术级和作业级。

⑤价值性

信息是通过加工并对生产活动产生影响的数据，是劳动创造的，是一种资源，因而是有价值的。

2. 医院信息与作用

（1）医院信息总体和分类

①医院信息总体

一是医院内部各部门、各环节所产生的信息，如文件、计划、数据、统计、报表、症状、体征、疗效、经验和教训等；二是外界环境所产生的信息，如上级指示、方针政策、科技动态和社会反映等。所有这些构成医院信息总体。

②医院信息分类

一是医疗信息，主要是病人的临床诊疗信息，包括临床诊疗信息、医学影像检查信息，有关治疗信息、护理信息、营养配餐信息、药物监测信息、重症监护信息等；二是管理信息，包括医院的组织机构、编制、医疗业务、人事、行政、后勤、财务、教学、科研等信息及管理决策有关信息；三是医学咨询信息，包括医学情报、科技情报、各种文字、视听检索资料、病案、图书、期刊和文献资料等。

（2）医院信息的作用

医院信息是医院管理的基础医院资源，包含三个方面：一是人，各类人员组织的活动及人才建设、技术力量提高等，最终转换为医疗成果；二是物，各种药品、设备；三是信息，各种数据资料。要想合理组织人力物力，充分发挥作用，达到良好的医疗效果，就要借助信息的流通，才能使决策者耳聪目明，使其决策、计划、指令正确有效，医院管理井然有序。

医院信息是制定计划和决策的，依据计划和决策本身就是信息。要使计划和决策切合医院实际，行之有效，在实施中少走弯路，就必须掌握各方面的信息，如上级指示、方针政策、社会反映，以及医院的各种资料、数据。

医院信息是提高医疗技术水平的，资源技术要发展，水平要提高，就必须掌握大量的医学信息，包括国内外科技动态、先进技术、先进经验、失误教训、资料积累和工作检查回顾等。只有掌握各种医疗信息，加以归纳整理，才能提高每一个医务人员的理论知识和技术水平，才能提高医院的总体技术水平。

（二）医院信息系统与信息利用

1. 医院信息系统

医院信息系统（HIS）是计算机技术、通信技术和管理科学在医院信息管理中的应用，是计算机对医院管理、临床医学、医院信息管理长期影响、渗透，以及相互结合的产物。

医院信息系统基本实现了对医院各个部门的信息进行收集、传输、加工、保存和维护，可以对大量的医院业务层的工作信息进行有效的处理，完成日常基本的医疗信息、经济信息和物资信息的统计和分析，并能够提供迅速变化的信息，为医院管理层提供及时的医院信息。

（1）医院信息分类

按照层次可以分为原始信息和派生信息。原始信息是业务活动中直接产生的信息，包括病人信息、费用信息、过程信息和物资信息等。原始信息内容丰富、容量大，是"军卫一号"工程数据库的基础，也是其他一切统计信息的数据源。但考虑到系统性能及容量，不可能做到所有的原始信息都能100%联机保存。因此，"军卫一号"工程中还生成和保留了大量的派生信息。

这些派生信息是面向管理应用，综合原始数据形成的。

按照信息的主题可分为病人信息、费用信息和物资信息。病人信息围绕电子病历而展开，费用信息和物资信息围绕成本核算而展开。

（2）医院信息系统信息基本内容

病人信息覆盖了病案首页、医嘱、检查、检验、手术、护理、病程等内容，其中病案首页又包括病人主索引、入出转记录、诊断、手术、费用等，是医疗效率质量指标的主要信息源。

费用信息包含了门诊病人费用明细和住院病人费用明细。其中，住院病人费用明细记录了病人在院的每一天的每一项费用。费用项目包含了开单科室、执行科室，可用于收入统计分析和成本核算。

物资信息包括药品、消耗性材料和设备信息。其中，药品包含了药库、各药局的库存、入出库数据；设备信息包含了全院所有在用设备的位置、状况和折旧等信息；物资信息主要用于医院内部科室级的成本核算。

（3）"军卫一号"医院信息系统特点

①以病人信息为中心

医院的各项医疗和经济活动都是围绕病人而展开的，病人信息不仅是医疗过程的原始记录和各医疗环节之间要交换的信息内容，也是医疗质量和效率管理指标的主要数据源。病人信息的主要表现形式是病历。"军卫一号"工程将病人信息看作首要的基础信息进行管理，以完整、忠实地记录病人信息为发展目标，提出了以电子病历为核心构建信息系统的思想。这是与以前的医院信息系统主要以经济管理或部门管理为中心所不同之处。"军卫一号"工程所覆盖的病人信息包括了病案首页、医嘱、检查结果、检验结果、护理记录、病程记录等病历信息的主要内容。这些信息是在各个业务子系统完成自身业务的同时形成的，各类信息以病人为中心组织到一起，初步构成电子病历框架，贯穿于整个"军卫一号"医院信息系统中。

②对病人在院流动的全程管理

"军卫一号"工程在管理病人信息方面的另一个突出特点是完整地追踪病人在院期间的一切重要活动及状态变化。病人从入院开始到转科、病情变化、确诊、下医嘱、手术、出院，这些变化是医院管理指标所涉及的重要数据，也是"军卫一号"工程重点追踪的"事件"。"军卫一号"工程软件对这些"事件"记录了什么时间、什么地点、发生了什么。

③在信息发生地实时采集数据

医院信息系统首先是一个业务系统，它应当成为各岗位人员日常业务工作的工具。"军卫一号"工程软件的功能是按照在哪里发生的信息就在哪里采集的思想进行布局划分的。

2. 医院信息系统的利用方法

对"军卫一号"工程医院信息系统中信息的获得主要有以下三个途径：

（1）直接通过系统提供的软件功能模场块；

（2）从数据库中随机检索；

（3）将数据导出到其他工具中。

通过软件提取，"军卫一号"工程对常规使用的统计指标提供了统计和查询程序。这些中间结果长期保存在数据库中。除了各个业务子系统提供本业务有关的统计外，"军卫一号"工程开发了集中的综合查询统计程序和收入统计程序，从中可以获得大部分的常用指标。

直接从数据库中检索，一些随机的或者专题性的统计分析，依靠现成的程序是不能达到的，也不可能为每一个统计都开发相应的程序。这时需要从数据库中直接检索，检索的工具是 SQL 语句和 SQL ∗ PLUS 软件。SQL 是功能极其强大的数据库操作语言。

将数据导出到其他工具中，"军卫一号"工程软件提供了数据导出接口，可以将数据库的数据按照指定的项目按 dbf 或 txt 标准格式导出。导出的数据可以通过 Foxpro、Excel 等软件工具进行进一步处理，或者直接为第三方统计软件所使用。对于熟悉这些工具的用户，可以使用本方法提取加工信息，即使用"军卫一号"工程的字典管理程序，指定数据库中的表名或通过 SQL 语句指定表组合和字段项目，将数据导出到指定的文件中。

3. 医院信息利用与再利用

我们不论是获取信息、加工信息，还是存储信息、传递信息，最终目的都是为了应用信息。信息来源于实践，经过加工整理后，最终还是要用于指导实践。信息指导实践的过程就是对信息的利用。

信息与应用的关系，实质就是拥有信息和应用信息的关系。拥有信息是开发信息，应用也是开发信息，而且是更重要的开发信息。

拥有信息的目的是利用信息。不论是医院信息、病人信息，还是医院管理信息，主要是为了应用信息来创造新的效益。对于信息的加工处理都是以信息利用为前提的，是先有管理需求，需要利用信息，再去提取信息、处理信息的。

应用信息的过程又产生新的信息。应用信息的过程，本身就是新的信息产生的来源。信息反馈也是新信息的产生。医院管理中信息大部分是在信息应用过程中产生的。从医疗数量信息中，给医院管理者提供大量的日变化信息，通过对这些信息的利用，结合医院管理的目标控制或预测等，会产生更具有指导意义的管理信息。

信息是由拥有—应用—再拥有—再应用不断循环的。信息是动态的，信息的作用也会随着信息利用由新的信息所代替。因此，信息利用就是新信息代替旧信息的过程。因此，只要有管理需求，就一定要有新的信息，信息应用的价值就在于此。

医院信息系统为医院管理提供广阔的应用空间和平台，对于医院信息系统采集的大量信息进行信息再利用也是医院管理的一个重要的问题。从某种意义上讲，信息的再利用意义更大、难度也更高，它在医院管理中更能切合医院管理的需要，更具有针对性和实用性。

（1）信息再利用是医院管理和决策中的专题调查和分析，它具有很强的目的性和目标性，可以是宏观政策，也可以是微观具体的任务。

（2）信息再利用对信息的处理超出医院信息系统范畴，一方面可能提取更多组数据，另一方面运用更多的管理技术与方法，有时需要多种计算机软件共同完成。

（3）信息再利用根据医院特定的管理思想和模式进行决策、预测及统计分析，一旦成熟，它将形成与医院管理信息配套的管理子系统。

基于医院信息系统上的信息利用和再利用，比实现医院信息系统运行难度更大，主要取决于医院管理者管理思路、医院管理人员的信息处理技术，以及医院各业务部门的数据质量。因此，医院信息再利用的技术方法和手段，应该作为医院管理者进一步学习提高的重要内容，只有把医院信息处理技术作为得心应手的工具，才能真正利用信息为医院服务。

第三节 医院病历与装备档案管理

一、医院病历档案书写管理

(一) 病历书写

1. 门 (急) 诊病历书写格式及内容

(1) 门诊病历本 (俗称小病历)

即目前各医院门诊应用的由患者保管的门诊简要病历。

(2) 门诊病历

门诊病历在患者需要住院时填写。

门诊病历要认真填写患者姓名、性别、年龄、职业、住址、邮政编码等。

每次就诊时,均须写明科别、年、月、日。记录内容要简明扼要、重点突出。

初诊病历具体内容包括主要病史、体征、实验室检查及诊断仪器检查结果、初步诊断及诊疗意见。需要复诊者,要注明复诊时间,以及须提请复诊医师和患者的注意事项。

复诊病历可重点记录病情、体征变化及治疗效果,实验室及诊断仪器检查的结果初步诊断及继续诊疗意见。

对一时难以确诊的患者,可写某症待诊,如"发热待诊""腹痛待查"等。

接诊医师应签全名。

门诊病历内容格式如下:

病历的一般项目,主要包括姓名、性别、年龄、住址、科别、初诊日期等。

(3) 急诊病历

一般急诊患者用门诊病历本书写,急诊抢救及住观察室的患者写急诊病历,统一编号入档,保存期 30 年。

2. 完整住院病历格式及内容

（1）一般项目

科别、病房、床号、门诊号、住院号、医疗保险号，×科第×次入院记录、过敏史、姓名、性别、年龄、籍贯、职业、婚配、民族、入院日期、现在住址、邮编、病史采取日期、联系人姓名、与患者的关系、病史叙述者、联系人住址、电话、可靠程度。

（2）问诊

①主诉

主诉是促使患者就诊的主要症状及持续时间。要求重点突出，要有高度概括性，文字要简明扼要，一般不超过 20 个字，不能用诊断或检查结果来代替主诉。起病短者，应以小时记述；主诉多于一项者，应按发生的先后次序分别列出，如上腹痛 10 年，便血 1 年，呕吐 4 小时。

②现病史

现病史是从发病到就诊前的详细过程，应和主诉结合在一起，共同反映疾病的发生、发展、变化的详细情况，其内容应根据对主诉的初步分析、推理，沿着不同的线索进行询问，要求内容具体、精确，对具有鉴别诊断意义的阴性症状亦应列入。症状出现的时间，如系急性病，常以住院日期前推算，如住院前第×日（或×小时）。如症状已持续若干年月，记述应从发病时开始，对其发生发展的过程要按时间先后顺序，由远及近，一直叙述到就诊前。

③既往史

既往是系统回顾，这一点对初做临床的医生很有必要，应自幼年详细询问，为了防止遗漏，要引导患者进行回忆，内容应包括下列各项：

A. 既往健康状况：健康还是虚弱？患过哪些主要疾病？

B. 急性传染病、地方病、职业病史：按年代顺序记述当时的主要症状，可能的诊断，持续的时间，治疗情况，有无并发症或后遗症；接受过何种预防注射、接种次数、日期及最后一次接种的时间。

C. 手术、外伤、中毒及输血史等：对做过手术者应写明术后的病名，手术名称、日期及愈后情况。

D. 过敏史：有过敏史者应写明致敏原（含药物）、发生时间、反应类型及程度。

④个人史

个人史应包括下列各项内容：

A. 出生地及经历地区（特别应注意自然疫源地及地方病流行区，说明迁徙年月）。

B. 生活及饮食习惯，烟酒嗜好程度、具体用量等。

C. 过去及目前职业及其工作情况（包括入伍或参加工作时间，兵种、工种或职务），有无与粉尘、毒物、放射性物质、传染性患者接触史等。

⑤婚姻史

结婚年月（或年龄）、配偶健康情况、夫妻感情，如已离婚或丧偶，说明原因及时间。

⑥家族史

父母、兄弟姐妹及子女的健康情况，病故者应说明年龄及其原因。如家族中有肿瘤、高血压、糖尿病、精神障碍及抽搐发作等病，也应进行详细询问。

（二）处方档案管理

1. 处方书写的重要性

处方是医疗和药剂制备上的一项重要书面文件，是医师为患者治疗的文字凭据，也是药师调配发药的依据。医师在明确诊断或初步诊断后书写处方。书写处方时应思想集中、态度严谨，依据病情审慎地筛选药物，决定剂量和用法。处方正确与否直接关系到患者的治疗效果和生命安危，它具有法律上、技术上和经济上的意义。书写处方或调配处方中发生差错或造成医疗事故，医师或药剂人员负有法律上的责任。医师除掌握丰富的临床知识外，还必须掌握药物的药理作用、适应证、毒副作用、剂量、用法及有关药物动力学、药效学数据及药物相互作用等，以确保用药的安全有效。尤其是麻醉药品、医用毒性药品及贵重药品，是报销及预算采购的依据。

2. 处方的类型

处方按其性质可分为医师处方、协定处方及制剂处方三种类型。

（1）医师处方

医师处方是医师为某一患者治病用药时的书面文件，其中包括麻醉药品处方、精神药物处方及一般药物处方。

（2）协定处方

协定处方是医疗单位内部根据经常性医疗需要协商制定的一些处方，经药事管理委员会审查和院领导批准，并报当地卫生行政部门备案，可作为医院常规处方，以便节省调配时间，提高工作效率。

（3）制剂处方

制剂处方主要指药典、部颁标准及地方标准收载的法定制剂处方及各种地区性制剂手册中所载的处方。前者具有法定性质，在书写或配制处方时均须照此规定。制剂处方都应根据医疗需要并通过实践总结提高，经当地卫生行政部门批准注册。

此外，尚有单方、验方和秘方。单方一般指比较简单的验方；验方是民间经验处方，简单有效；秘方一般指过去秘而不传的验方或单方。这些单方、验方和秘方中有不少是人们在长期与疾病斗争中所积累的经验，具有特殊疗效，应注意发掘、验证、整理与提高。

二、医院装备档案管理

（一）医学装备质量档案管理

1. 质量管理的目的和意义

（1）装备质量管理的目的

医学装备是医院开展医疗技术工作的重要物质基础，是医院现代化的重要标志。医学装备的量值准确与否，直接关系到诊断结果和治疗效果。因此，开展医学装备质量管理的根本目的是使医院诊断、治疗工作的质量得到保证。

（2）医学装备质量管理的意义

医学装备质量管理是医院质量管理的一项重要内容。医院质量管理主要是指医院在医疗服务质量保证方面的指挥、控制、协调等活动。通常包括制定医院质量方针和质量目标，以及质量策划、质量控制、质量保证和质量改进。随着现代科学技术的发展，医学装备已成为临床医学、预防医学和基础医学领域所必需的十分重要的工具。

（3）医学装备质量管理的必要性

①医学模式转变的需要

随着市场经济的发展和人们物质生活的改善和老龄化及健康观念的变化，医学模式已由单一的卫生服务体系向生物—心理—社会医学模式转换，人们对以促进身体健康水平为主要目的的医疗保健装备的需求会更加强烈，因此医学装备质量管理已经成为医院质量管理的重要内容之一。

②医疗服务市场的需要

加入世贸组织后，我国将进一步开放医疗服务市场和健康相关产品的市场准入，以公立医院为主体、私营与个体医疗机构、中外合资合作医疗机构等多种所有制与经营方式并存局面的出现，加剧了医院间服务的竞争。国家鼓励不同类型医疗机构的发展，鼓励社会投资发展医疗卫生事业，医学装备的质量和层次必将成为医院提高竞争力的重要手段。

③医疗保险社会化的需要

国家基本医疗保险制度，将符合一定条件的医疗技术劳务项目和采用医疗仪器、设备、医用材料进行的诊断治疗项目，列入基本医疗保险诊疗项目。人们对医学装备的质量和层次将更加关注。

④医学装备技术发展的需要

医学装备技术为临床经验诊断治疗向定量规范诊断治疗提供了科学的手段，医学装备已广泛采用现代科学技术。由于数字化、智能化、影像化、多功能，以及综合参数检测技术的发展，传统的质量管理模式已经不适应现代医学装备技术发展的需要，从而增加了对医学装备质量管理的难度。

⑤医学科学技术进步的需要

医学装备是医学科学技术发展的重要支持条件，是开展医学工作的物质基础。医学装备不仅带动了新的医学学科的形成，而且从整体上推动了医学的进步，随着现代医学的发展，医学装备的位置将愈加突出，对医院医疗技术的发展同样起着极为重要的作用。

⑥计量技术监督的需要

随着国家对计量法的深入宣传和贯彻执行，各级计量监督部门加大了对医学装备强制检定的力度，人们的计量法制意识普遍增强。由于医学装备质量引起的医疗纠纷也引起了人们对法制计量工作的重视，计量信得过单位已成为人们关注的目标。

2. 质量管理的方法与手段

随着医学工程及技术的发展，医学装备已经成为临床诊断和治疗疾病的必要工具。现代医学技术不仅依赖医务人员的医学知识和实践经验，而且在很大程度上取决于先进的医学仪器设备和技术，因此现代化的医学装备是医院现代化的重要标志。医学装备的质量管理贯穿从设备计划申请到购置、使用、淘汰、报废等寿命周期的全过程。医学装备质量管理的主要手段包括以下内容：

（1）实施技术评估，合理配置医学装备

卫生技术评估是对卫生系统特定的知识体系，对药物、装备、诊疗程序、行政管理和后勤支持系统的功效、安全性、成本、效益和社会影响（伦理、道德）等进行系统的研究，并做出适宜选择的方法。卫生技术评估于 20 世纪 70 年代首先由美国提出，目前很多国家都相继制定了卫生技术评估规划并成立了相应机构。

（2）招标采购

为保证医学装备质量，医院在采购前，必须按有关规定，特别是对列入特定产品目录的医学仪器设备进行招标。招标是国际上通用的一种采购手段，是保证采购设备质量并节省购置费用的有效途径。

（3）商检

医院对到货后的进口仪器设备、药品等，必须按规定及时报请国家商检部门进行商检，发现质量问题，应凭商检证书及时向国外索赔。

（4）计量保证

计量是医学装备的技术基础。医院要认真贯彻执行国家计量法，提高全员法制计量意识。全面采用国际单位制，保证计量单位的统一和仪器设备量值的准确可靠。建立医学装备技术经济效益评价和设备配置、档案和人员管理制度。医院要把强制检定、设备测试作为一项经常性工作落到实处。计量是医学装备的技术基础和手段，设备商检、安装、调试、验收都需要通过计量检测验收才能保证设备质量；设备在使用期间要依据国家计量有关规定，定期进行计量检定；修理后只有经计量再测试、校准合格后方能投入使用。

计量是医学装备技术保证的核心。

3. 医学计量是医学装备质量管理的技术基础

医学装备的质量管理贯穿设备运行寿命周期的全过程，渗透于医学装备管理的各个方面。

在医疗卫生领域，计量测试的作用越来越突出。人体各种生命体征参数的获得是通过医学计量技术而实现的，现代医学对疾病的预防、诊断和治疗都离不开计量测试。对体温、血压、心电、脑电、CT、MRI 的检查，对放射剂量及各种化验，均属计量测试范围。计量技术是保证医学装备量值准确可靠的技术基础。如果医学量值失准就会导致试验结果出现错误，从而直接影响到诊断、治疗结果的准确性与有效性，计量参数超过阈值还可能危及人的健康和生命。随着现代科学技术的发展，医学装备采用高新技术，测试水平不断提高，计量保证能力已成为医学科学技术发展的先决条件。

（1）医学计量是科学诊断的保证

现代医学的特点是应用各类医学装备，即医学计量测试仪器对人体组织进行检测。通过对病理、药理的定量测试分析，以数据为依据，进行诊断与治疗。医生从简单地运用米尺、体重秤测量人体高度、体重，使用血压计、体温计测量人体血压、体温，到复杂的心电图、脑电图机对人体心、脑疾病的诊断，都是通过医学设备的检测而完成的。超声、CT、MRI、PET 等检测设备将检测通过数据转换为图像。

（2）医学计量是药物治疗的科学依据

无论是中药还是西药，现代医学都是通过医学计量器具，对药物进行组分测定，药理检验，确定治疗范围、服药方法、药量及注意事项等，显然，只有计量器具准确一致，才能对药物进行正确测定。如果药剂容器和计量器具不准确一致，用药量就会偏离药典及处方规定的分量，轻者影响治疗效果，重者还会导致其他病变，甚至危及生命。

（3）医学计量是理化治疗的有效保证

在理化治疗方面，计量器具是应用现代技术进行治疗和控制的重要手段，超声波治疗机、激光治疗技术输出功率的测量及控制对治疗效果起着直接作用。

（4）医学计量是生化检验分析的基础

生化检验分析方面，无论是血尿便痰常规检验，还是生化分析，都离不开计量测试仪器。计量是医学检验分析仪器的基础。检验数据的准确与否，直接关系到诊断治疗的效果。

（5）医学计量是抢救重危病人的重要参数

心脏起搏装置、心肺复苏设备、多参数生理监护仪对挽救生命垂危病人起着非常重要的作用；但是如果设备失准或损坏，如起搏能量超值或不足，呼吸压力值不准，监护参数有误，也会造成病人生命危机甚至加速其死亡。

（二）医学装备技术档案管理

20世纪60年代以来，数学、物理、化学、机械、电子、微电子、计算机技术和工程学迅速向生物医学渗透，这些科学与生物医学相互交叉，严密结合，形成了一门综合性的应用科学技术——生物医学工程。生物医学工程是将生物学的普遍原理和自然科学、工程科学高度有机地结合起来，它解决了医学中的一个又一个问题。生物医学工程的出现和分子生物学一起对当代生物医学的发展起了非常巨大的推动作用。它的内涵十分丰富，生物力学与生物医学物理、生物医学材料与人工器官医学装备的研制和应用等，都是它的研究对象。

1. 技术管理的意义和任务

（1）技术管理的意义

就医学装备而言，各种生物医学传感器、医学检验分析仪器、医用电子仪器、医用超声仪器、X射线成像和磁共振成像等信息处理和诊断，由不知到可知，大大地提高了人们疾病检查诊断的准确率。信息处理技术在医学领域广泛应用，人体信息的提取、传输、分析、储存、控制、反馈等监护和急救装备的不断涌现，使抢救的成功率提高到空前水平。电视技术也在医学中发挥了越来越大的作用。随着微电子技术大规模集成电路的发展，电子计算机技术在医学装备中的应用，医学装备小型化、自动化、智能化和多功能的程度大为提高。

现代医学装备的迅猛发展，促进了医学的进步和医学技术、临床医学新老学科的建设。新的医学装备的出现，顺应了社会进步和人类需求。而新的一些装备在医院中开展应用，又冲击着医学科学的每一个领域。围绕新型医学装备的应用和现代医院中的学科重新整合，一些新的包括交叉边缘性的学科相继组建。同时，为了适应新型医学装备功能效用的发挥，促进了与之技术条件、技术要求相适应的技术人才建设，以及配套管理制度、管理形式等方方面面的建设。现代医学装备是现代高新科技与现代医学科学紧密结合的产物。现代医学装备在医院中的应用是现代医院功能和层次水平的集中体现，解决了医学科学领域中一个又一个难以解决的问题，争取了时间，提高了疾病诊治的效率，是现代医院发展前进的动力之一。

（2）全寿命费用分析

装备的全寿命过程是指装备自论证、研制、设计、制造、使用维修直到报废退役的全过程。全寿命费用就是装备寿命周期过程中各阶段的费用总和，主要包括两大部分。其一是以装备的研制和生产成本并加上利润的医院采购开支的费用，叫获取费用。一般是一次投资，所以又叫作非再现费用。其二是装备在使用过程中与使用、保障（包括维修、保养、修理）有关的人员、动力、物资、器材等费用，叫使用保障费用或使用维修费用，又叫作继生费用。通常可以年度计算，所以又叫作再现费用。还有就是装备的报废退役费用，因为用得很少，可以不专门列入。

衡量是否既买得起又用得起的尺度就是全寿命费用。有的医院只重视装备的性能和购置费，而轻视使用维修费用，这是因为以往的装备比较简单，使用维修费少，这种观念在现代高新技术装备大大发展的今天一定要加以纠正。

装备的使用维修费用，主要取决于装备的可靠性和维修性。装备的使用方提出最低的全寿命费用要求，能促使设计生产部门在全面研制时主要考虑改进可靠性和维修性设计。

医院应用全寿命费用分析管理装备的优点在于以下三点：

第一，能明确提出装备在其全寿命各阶段的费用，从而知道需要多少总费用为进行费用—效果之间的权衡，为采购更合理的装备提供依据。

第二，能有效促进研制生产厂家改进装备的可靠性和维修性，明确如果厂家不改进可靠性和维修性，不降低使用保障费用，最低全寿命费用就无法实现，能为成功研制未来装备打下良好基础。

第三，医院加强装备的技术管理，减少装备的差错杜绝事故，提高装备的使用率，千方百计延长装备的寿命，保证装备系统本身和维修保障分系统的整体最优化，从而降低装备的全寿命费用。

2. 验 收

医学装备验收是装备购置合同执行中最后一个关键环节，是购置管理与使用管理的结合部分第一个环节。验收一般是由卖方、合同签订部门、使用科室及其他相关部门等诸多部门和人员共同进行交接的过程。医院医学工程技术管理部门将起主导把关协调作用，责任重大。验收是安装调试的前提，也是基础。作为医学装备技术和管理部门，在验收环节必须极为重视为医院把好关。保证严格按合同办事，把合格的装备引入医院尽快发挥其效能为医院服务。

（1）验收的前期准备

验收设备是一个多方合作的工作。作为医院，特别是使用科室一定安排好前期准备工作，不管装备贵重精密与否和价格高低都必须认真对待，把好关口。国内或国外产品，均须严格按"订货合同"及具同等效力和相互制约的"协议附则"等认真对待逐项落实。

①验收工作首要是选配合适验收人员，一般常规的验收应由装备部门管理人员、采购人员和使用科室人员组成。若为大型或特大型精密仪器一般由医院领导或主管部门统一组织，包括管理、技术、使用，以及相关工作部门人员组成精干组织协作分工，全力以赴集中搞好验收。

②参加验收工作的人员，必须详细阅读订货合同、相关文件及技术资料，熟悉了解装备的各项技术性能，特别是安装条件及配套要求，参考厂家验收规程制定验收程序与技术验收方案，提出要对检验的技术指标检测方法认真研究。对国家规定须由有关的执法机关认定的放射装备、压力容器等，应提前与有关部门联系。

③机房要按厂方提供的安装图纸做好布局改造，如室内装修、水、电、气、防护的准备，上下水要了解流量、压力，装备用电要求是三相电或单相电，电压、功率是须需配备稳压电源或不间断电源，电源电阻有无特殊要求（一般要求

小于 4 Ω）等。防护要求分两个方面：一是机器本身的防护，如很多精密仪器要求距离变电站 50 m，有的要求隔音、防震、防磁等；另一方面是机器对周围外界干扰的防护，如放射防护、磁屏蔽等。

④验收工作根据实际情况建立相关规章制度。医院应建立通用的验收记录与报表等，可参考国家行政管理部门的有关规定格式和一般程序。

（2）常规验收

常规验收是指对装备的自然情况按订货的要求进行检验。主要目的是检验装备是否按计划要求购入，并对装备的包装及装备外观完好程度进行检查，核对订货数量及零件、配件、消耗品、资料数量，相关手续是否完整齐全。

国内定货一般由厂方或销售部门送至医院。医院运输一般不宜采用，如医院自行运输，则运输过程的风险将完全由医院承担。国外订货情况比较复杂，通常采用的有 FOB、CIF 等价格条件。

点验时应根据订货合同核对其标志、合同号、箱总件数及分号、收货单位名称、品名、货号、外包装及收货单位的批次是否相符。目前，多采用储运或运输公司直接送货，他们只负责运输核对数量，因此如有可能要与厂方共同点验。

（3）技术验收

技术验收是以技术性能指标为基准，将其贯穿在验收工作中，习惯称之为质量验收。由于装备尚未正式安装使用，检验尚不能完全作为验收合格的标准。一般厂家和卖方均希望开箱后即签收，在安装签收单上注明"机器安装到位性能正常"等字样。此时作为买方无论对方如何强调，如公司有规定要回去计算机录入、货物已齐全又试机等为理由，决不能认为公司已进行了调试问题不大，要坚持原则。所谓性能正常有以下两个不同的概念：

①厂方代表往往单方提出以符合厂方出厂检测标准或检测常规可视为正常。对此，不可轻易认同。因为，技术验收规定，如生产国有标准可按生产国标准，生产国没有或不提供标准的可按国际通用标准，我国有国家标准的按国家标准。要认真地查阅技术资料，抽样检查并要注意抽样的代表性。有些必须预先备留必要的商检机构复检样品。凡国家规定必须经过有关的防疫部门检测的，如 X 线机等及商检部门规定必须商检的品种必须按国家规定执行。

②医院必须坚持的临床验证。当然所有的功能不可能一一检查，但主要功能

必须检测，必要时请兄弟医院专家协助进行技术验收。

（三）医学装备的档案管理

医学装备价格在几千元至几百万元，大型医学装备价值达数千万元，其使用年限至少数年，数十年或更长。无论从国有固定资产角度或以装备本身从新到旧，到故障出现，直至无法修复，同时因时代进步科技发展使老装备由于技术落后渐成社会淘汰品，这样一个长过程必须有完整详细的技术档案。医学装备的技术档案是对医学装备购入时的原始资料及在使用过程中的有关情况进行记载备案的资料。医学装备档案应当规范——"真实，完整，动态"，从而达到无论人员交接，装备更迭，所在单位均能从档案了解其历史以及电路及其他零部件维修情况，尤其是结构修改，零件更新，逐年使用率及其他情况。

1. 档案管理的基本要求

医学装备档案应建设总账和使用科室分户账，在进入计算机时代的今天，其总账、分账均应使用计算机管理。但计算机总账不能完全取代医学装备档案，很多原始数据、文件、资料仍必须存档备查。

医学装备档案有以下三点要求：

（1）真实

医学装备档案必须真实，在设备从购进直至淘汰报废的全过程中，应将各种购置、验收、安装、调试、培训、使用、维修、管理等原始资料存入备查。医学装备档案使用、借用应严格手续，原始资料除确因资料篇幅过大难以复印外，一般原始资料不应外借而以复印件形式借出。原始资料必须借阅时应严格执行借阅手续，限期归还。

（2）完整

医学装备档案必须保持其寿命周期全过程的完整资料。

（3）动态

动态管理是比较难以操作的环节。在医学装备使用的中后期故障较多，软件升级，零件更换较多，配件增加，尤其是修改电路或结构，必须真实入档。

医学装备档案中的资料必须是经过审阅加工、整理并编号建册；新的资料，尤其是修改电路结构必须及时入档，以备后来维修者、使用者查用。

2. 医学装备档案管理的实施

医学装备档案的管理是根据卫生行政主管部门的规定，结合本单位的具体情况按照"统一建立，分级管理"的原则加强管理。档案的各种表册，各医院可参照《医疗卫生机构仪器设备管理办法》有关附表格式制定，同时制作便于保管、检索方便的档案盒，统一本单位编号，在盒封面、脊背上标明分类编号、设备名称、规格型号等。

（1）医学装备档案由医学工程科（处）或相应管理部门负责建立和保管。

（2）医学装备档案必须由专人负责管理，人员调动办理医学装备档案移交手续，交接双方在清单上签字。

（3）医学装备分户账，使用管理登记本和装备卡，随装备发给使用科室，专人管理，定期检查。

第四节　新形势下档案管理模式的应用

一、新形势下医院档案管理现代化的相应对策

（一）新形势下档案管理现代化的意义

医院档案管理是对医院的档案资料进行收集、整理并汇总的过程。档案资料是医院宝贵的资源，它涉及医院对患者的临床服务、科研实践及医院整体的运作。伴随社会的发展，传统的管理模式已经无法适应高速发展的社会需要，亟待进行现代化改革，从而提高档案管理的水平，顺应社会的发展趋势。

（二）医院档案现代化管理系统的基本构成

1. 档案储存管理子系统

档案存储子系统的主要功能是对档案资料进行自动的编码、分配和归档，实现档案存储工作的自动化，极大地减轻管理人员的录入工作强度，且存储的现代

化还能够实现快速的错误纠正，有利于档案的动态管理。

2. 档案查询管理子系统

查询管理是档案管理工作的重要方面，是档案利用的关键环节，其查询的速度和准确性是衡量查询质量的重要指标，该子系统的应用能够辅助管理人员实现档案存储信息的快速调阅，提高查阅效率。

3. 档案安全管理子系统

档案安全管理子系统的主要作用就是保证档案的安全性，通过现代化的电子安全技术对档案进行保管。具体来说，就是对数据的存储、管理等进行安全监控，发现问题及时发出警报并采取针对性的锁定措施，从而实现对档案信息的安全防护。

（三）新形势下促进医院档案现代化管理的相关措施

1. 完善档案管理体制

总体来看，医院档案类别众多，内容繁杂，牵涉的人员和科室广泛，进行档案管理必须依托完善的管理机制，从提高管理水平的角度对涉及档案的信息采集、整理、存储和利用等多方面进行制度、流程的制定，构建合理的档案管理体制。在此过程中，档案管理人员要积极听取各方面的意见和建议，在档案管理中积极和相关人员进行沟通和交流，不断完善档案管理，保证档案管理的流畅性和系统性。

2. 不断提高档案管理人员的专业水平

人在档案管理的现代化中充当极为重要的角色，是各类措施的执行者和现代化设备、系统的操作者，其专业性直接决定现代化的实现程度。

3. 加强对现代化设备的使用

档案管理现代化的发展前提是信息技术的革新和应用，因此医院应该积极地引进各种新的档案管理技术，借助现代计算机的发展和信息的快速传播，建立相应的现代化档案管理体系。

4. 给予档案现代化应有的资金支持

档案管理现代化的实现需要"软硬兼备"，不但要有先进的档案管理软件，还需要有现代化的库房、机器设备等，这一切的实现都离不开资金的支持。所以，医院应该保证管理现代化所需的软硬件的购置、人员培训等方面的费用，给予现代化建设应有的资金支持，促进档案管理的发展。

5. 做好档案的信息保护工作

将档案置于数据库中保存，一旦程序出错，将导致数据错误、丢失，而且各类网络漏洞、病毒等都会对档案存储造成极大的影响。所以，对档案进行信息化的安全防护是极为必要的，是档案管理的重要内容。具体来说，一方面，医院要致力于新的防火墙技术的开发，让档案信息的保存更安全、更可靠；另一方面，医院要提升信息的安全保护意识，加强对档案保护措施的制定和落实。

二、新医改下医院档案管理的改进方法

医院是卫生事业的重要组成，通过医疗、预防及康复服务，使患者恢复健康，增强体质，保障社会劳动力的健康，同时注重经济效益，以增强医院实力，提高为病人服务的水平与效果。档案是医院管理工作中重要的资源，记录着医院的各项工作，是医院运营、发展过程中必不可少的资料载体，对医院的行政管理工作、学术研究、科技交流及法律纠纷等都发挥着至关重要的作用。

（一）建立完善的医院档案管理制度

完善可行的管理机制是医院档案管理工作顺利开展的重要保证，也是医院正常运转的基本前提。首先，档案管理人员必须树立管理出效益的意识，制定合理可行的档案管理制度机制，包括约束机制和奖罚机制，不仅可以有效约束档案管理人员的管理行为方式，还能有效地通过奖罚机制提高管理人员工作的积极性；其次，医院应该结合自己的实际情况，优化内部结构、制定工作人员管理条则，为医院档案管理的良好发展奠定基础；最后，医院要改变传统的档案管理工作认识和方式，加大对档案管理工作财力、物力、人力投入，提高档案管理的效率。

（二）提升档案管理人员的专业素质

首先，医院要加强管理人员的管理技能实践训练，针对具体的岗位发展的需求，经常性地开展各种岗位操作训练，让档案管理人员真实体验到岗位工作实践

的全部过程。其次，提高档案管理人员发现问题、分析问题和解决处理问题的能力。加强档案管理人员之间的互动和沟通，培养他们的合作、沟通意识，这些都是作为高素质人才必备的基本素质。最后，应该加强实训岗位的建设，并要建立合理的考核体系，检验档案管理人员素质培养的成果，将理论、实践测试等多种能力测试相结合，注重人才素质的全面考核，将其培养成应用型创新人才，为医院档案管理工作的开展创新提供动力。

（三）加强医院档案管理的信息化建设

在信息时代背景下，首先，医院档案管理需要建立网络化、多元化的组织机构，在基于人性化管理的基础上提高自身管理的效率，实现管理者和管理事务之间的权利、义务的平衡。其次，构建适合医院内部管理发展需求的档案信息资源网络服务平台，为档案管理工作提供更便捷、更人性化的条件。档案资源信息的存储、处理、通信和交互于一体。最后，现在已经进入"互联网+"网络时代，智慧型手机已经逐渐成为人们信息获取的主要工具，医院的档案管理工作中，可以建立微信公众平台、微博公众号等为单位内部建设提供全方位数字化的档案服务，也可以适当地开放给社会民众，提高医院的档案管理水平，为医院更好地发展奠定基础。

综上所述，档案是医院运营、发展过程中必不可少的资料载体，促使档案管理建设与医院总体方向保持高度的一致性，对提高医院管理的整体水平，促进学术研究、科技交流等发挥着积极的作用。医院需要建立完善的档案管理制度，提升档案管理人员的专业素质，加强档案管理的信息化建设，加大对档案管理工作财力、物力、人力投入，建立网络化、多元化的组织机构，为医院档案管理工作的开展创新提供动力，提高医院的档案管理水平，为医院更好地发展奠定基础。

三、新形势下医院档案管理工作的新思路

（一）拓展档案服务领域

档案管理的终极目的是利用，使其发挥潜在的社会效益和经济效益。因此，医院档案管理工作者应通过编制多种检索工具、开展编研工作、提供主动服务、

加强各级医院信息的横向联系，提高档案信息利用率。同时，还可以经常举办医学档案信息相关讲座，结合医院在不同时期对档案信息的不同需求，积极拓宽科研选题新思路，主动为医院临床、科研或教学工作提供服务。

（二）加强业务培训，提升管理意识

医院档案管理情况的好坏与相关人员的素质能力有十分紧密的联系，医院档案管理者要对档案管理者进行集中培训，规范他们的行为和工作，定期教给他们现代化技术的应用模式，保证他们具备较高的专业素养。在此基础上，医院还要树立档案人才培养的新模式，将档案人员培养纳入医院人才培养计划之中，定期对他们进行考核，调动他们的工作热情，提高他们对档案管理工作的重视度。

（三）引进现代化管理

利用智能化、技术化新设备是医院档案管理的发展新趋势，医院要加大资金投入数额，发挥计算机、网络的优势作用，解决以往纸质档案保管的难题，开设电子文档，提高查找资料的速度和效率。另外，在档案管理中还要实施人事档案和病例档案的信息化管理，将两者分开进行，各部门都要单独建立数据库，以防止资料混杂的问题，并做好网络安全防范，预防黑客入侵。

综上所述，在新医改方案的实施下，新的医疗改革形式已经出现，医院档案管理工作要坚持创新，改变过去的管理弊端，利用现代化技术进行档案管理。

四、档案管理模式改革在医院档案管理中的应用

作为国家档案的重要组成部分，医院档案存储了大量的医疗科技成果，同时也记录了医院发生的重大事件，为医学科研工作的开展提供了重要数据支持。近年来，我国医疗事业取得了显著发展，大大增加了医院档案的数目，对档案管理工作也提出了更高的要求。实际上，我国的医院档案管理工作仍然存在不少问题，对档案管理工作及医院自身的发展造成了严重阻碍。

第五章　医院人力资源管理模式

第一节　医院人力资源柔性管理模式

一、人力资源管理柔性化的必要性

(一) 医院人力资源的特征是实现柔性化管理的基础

医院是一个科技含量高、知识型人才密集的地方，医院人力资源相对于其他组织而言有其鲜明的特征，主要体现在以下五点：①医院员工大都受过系统的专业教育，高学历的人员所占比例较大。他们一般具备一定专业特长和较高的个人素质，掌握一定的专业知识和技能，视野开阔，求知欲强，学习能力强，知识层次面宽泛。②医院员工具有较高的需求层次。他们自我意识强烈，善于自我管理，热衷于具有挑战性、创造性的任务，努力实现自我价值。由于对自我价值的高度重视，他们同样格外注重他人、组织及社会的评价，并强烈希望得到社会的认可和尊重。③医院员工有强烈的表现自我的欲望，有明确的奋斗目标，更有发挥专业特长和成就自我的事业追求。在他们的激励结构中，成就激励和精神激励的比重远大于金钱等物质激励。④医院员工具有较强的自律能力和创新精神。人们对健康的关注，以及医院特殊的氛围促使医务人员不断寻求突破，努力创新，提高医疗水平。他们依靠自身的专业知识进行创造性思维，并不断有新的知识成果产生。他们希望拥有宽松的、高度自主的工作环境和组织气氛，并注重强调工作中的自我引导和自我管理。⑤与一般的员工相比，医院员工有能力接受新工作、新任务的挑战，因而拥有更多选择机会和选择权。医务人员出于自己职业感觉和发展前景的强烈追求，人才流动也就成为人们普遍关注的社会现象。医院员工的这一系列特征反映了这个知识性高素质群体是实施柔性管理的可靠保证。

（二）知识经济时代发展和现代化管理的需求

在知识经济时代，知识及获取知识、运用知识和创造知识的能力，已经成为医院发展的关键。人力资源作为医院管理诸多要素中最活跃、最具创造力和最有价值的要素，其开发利用情况越来越受到重视。其中，智慧型、主动型、创造型的人才已经成为医院发展争夺的主要对象。

医院内外环境的变化，需要管理突破原有的思维模式和运作方式，不断进行管理创新，需要管理方式更加多元化、人性化、柔性化。因此，只有主动抛弃传统刻板的管理方式，运用柔性管理的理论和方法，采用灵活的管理技巧和手段，注重人力资源的开发和利用，激发人力资源的潜能，才能使之为医院的长远发展做贡献。

（三）适应现代组织管理对象特征变化的必然选择

知识经济的发展不仅改变了经济结构、组织结构和生产方式，而且也改变了人们的思维方式、价值观念乃至生活习惯。随着知识经济的发展，具备了医学知识的年青一代在其成长过程中的就业心理逐步受到重视，他们的思维习惯、情感理念和处世风格都较以前的人才相比发生了变化。对他们来说，只是对其物质需要的满足是远远不够的。诚恳的赞许、真情的关怀、工作内容丰富化，特别是能够提供富有挑战性的发展机会，体现一个人的价值，更有利于激发他们的潜能和工作热情。所以，医院管理者一定要充分理解管理目标，不仅要从内外环境出发，更要从人的自身需求、价值取向和心理意愿等方面出发来把握。实施柔性化是管理对象特征发生变化的必然选择。

二、医院人力资源柔性管理模式的定位

医院人力资源管理模式究竟是选择以刚性为主还是以柔性为主，主要是由医院的人力资源自身的特点决定。柔性管理与刚性管理本身没有优劣之分，我们应当辩证地看待它们。在管理实践中不可不按固定的模式和程序，运用权力和组织系统强行进行指挥、控制、命令，硬性管理来达到组织目标；也不可不采取灵活手段建立灵活的柔性组织系统和采用柔性化的管理手段。在管理实践中既要以柔

克刚，又要刚柔并济。其实相对来说，医院本身是一个刚性色彩比较浓厚的组织，本身有一套完整而严密的组织构架和运作流程及奖惩制度，但是在医院人力资源管理领域，面对这样一个特殊的高素质群体，我们应该更多强调柔性方式解决问题，这是由于医院人力资源主要是由高等知识分子构成，高层次的精神需求占主导地位。医院员工一般都具有自身的专业特长，有强烈的自主意识，因而人员的流动性强，人力资源有很强的共享性。这些特点类似于知识型企业的员工。在此，人力资源的柔性管理并非对刚性管理的否定，而是对其的完善，是在刚性管理框架的基础上对管理方法和思想的升华。这并不是要否定刚性管理，相反，人力资源管理的柔性化应建立在严格的制度化管理基础之上，有一整套健全的规章制度，完善的工作绩效评价系统，还要使目标的完成情况与报酬有机地结合起来，使每一个员工都能切实完成岗位职责。另外，人力资源管理的柔性化还应与柔性组织结构、柔性的企业文化相配套。

总之，欲在医院中大力推行柔性管理，在管理过程中必须实行人力资源的柔性化，才能真正做到一切以人为出发点，充分发挥人的积极性、主动性和创造性，提高管理的综合效益。定位于柔性的人力资源管理是医院真正增强核心竞争力的法宝。

三、人力资源柔性管理的构建策略

（一）建立医院柔性的组织结构

柔性的人力资源管理必然有柔性组织结构，柔性组织结构翻过来又是柔性管理的依托。所谓柔性组织是相对于"刚性组织"而言的，是一种结构相对简单，管理层相对缩减的组织形式。由于"简单"，它能够根据外界环境的变化迅速作出调整，能适应环境并生存、发展。由于管理层的缩减，信息误传、曲解大大减少，信息流通也比较快，为高层管理人员与基层工作人员之间的交流创造了条件。在视信息为生命的科技中介组织中，网络式柔性组织结构适应了信息快速传递的需要，从而实现了组织的高效率。

人力资源的柔性管理模式其本质是"以人为中心"的人性化管理，是依据企业的共同价值观和文化、精神氛围进行的人格化管理。因此，首先要把员工满意放在第一位，在尊重人的人格独立和个人尊严的前提下，在提高广大员工对企业的向心力、凝聚力与归属感的基础上，实行分权化管理。人力资源的柔性管理，要求改变等级制的组织结构，建立一种特别适合专业人才创造价值的结构，使组织的核心部门不再充当发号施令者的角色。在医院中，要精简机构，减少管理层次，采取较宽的管理幅度，实行扁平化管理。压缩层次的目的在于减少医护人员的领导者，这样能充分发挥人力资本的积极性和创造性。同时，有利于上下级之间的信息沟通，特别是基层的意见能很快反映到医院的决策层。

传统的医院组织结构通常是金字塔形的，从最上面的决策层到最下面的操作层，中间隔着许多层次，这样的体制结构重叠，效率不高，容易产生官僚主义。扁平化组织结构通过减少管理的层次，可减少决策与行动之间的时间延滞与信息失真，加快医院对市场和竞争动态变化的反应，使组织的能力变得柔性化，反应更加灵敏。

（二）医院决策的柔性化

传统的决策理论认为：决策目标的选择应遵循最优化的原则，其追求的是在一定条件下唯一的最优解。而在现实中，却很难做到最优化的决策，并有可能出现太过于理论化的决策，从而失去指导现实的实践意义。决策者在决策过程中可根据已掌握的信息做出满意的选择，而不必苛求唯一的最优解，因而使得决策具有更大的弹性。这种决策最优化准则向满意准则转变，实质上是实现了刚性准则向柔性准则的转变。同时，决策的柔性化还体现在决策的过程中，"一言堂式的决策"具有刚性决策，其不可避免地存在主观、片面、武断等缺陷，有时会给组织带来无法估量的损失或产生严重的矛盾。"群言堂式的决策"是由相关人员独立思考、自由表达各种看法、意见和建议，在此基础上进行综合分析、择优采纳，相互补充，这种决策可称之为柔性决策。其最大的好处在于能尽量避免刚性决策造成的失误。具体来讲，完善医院决策柔性化、科学化有以下建议：

1. 转变决策观念，明确决策者的自身定位

决策过程实质上是创造性思维过程，没有创新就没有真正意义上的决策。决策水平取决于医院领导者的决策素质、决策理念、战略和全局眼光。在涉及医院人力资源管理的战略层面，医院领导者必须把精力用于制定决策上，通过对这一

领域加以深入的对比研究，确定未来医院人力资源的战略规划、战略储备、人员结构配备等重大决策。要吸收多种知识营养，不拘泥于眼前利益，保持敏锐的分析和观察事物的能力，降低决策成本，提高决策效益，让人力资源管理有的放矢。

2. 增强决策的民主性

由于决策往往涉及重大的政策方向，所以保证决策的民主性是获得"满意"的保证。在传统的刚性组织中，决策层是领导层和指挥层，管理决策是自上而下推行，组织成员是决策的执行者，因此决策往往带有强烈的高层主观色彩。柔性决策中决策层包括专家层和协调层，管理决策是在信任和尊重组织成员的基础上，经过广泛讨论而形成的；与此同时，大量的管理权限下放到基层，许多管理问题都由基层组织自己解决。

3. 决策目标选择的柔性化

刚性管理中决策目标的选择遵循最优化原则，寻求在一定条件下的最优方案。柔性管理认为，由于决策前提的不确定性，不可能按最优化准则进行决策，提出以满意准则代替最优化准则，让管理决策有更大的弹性。这种决策目标的转变正是体现了管理模式由"刚性"向"柔性"的转变。

（三）医院柔性的人员激励机制

人力资本管理和激励是密不可分的，人们各种行为的背后都具有一定的动机，而动机又产生于人们本身内在的、强烈要求满足的需要。如何满足需要、激发动机、鼓励行为、形成动力，促使成员的动机更强烈，将潜在的内驱力释放出来，为实现组织目标和个人目标而努力是激励的最终目的。在"以人为本"理念的指导下，医院制定激励机制时，除了要考虑"外部激励"，主要指物质激励即薪水和福利待遇等以外，更侧重于"内部激励"，如情感激励、荣誉激励和事业激励等柔性激励，柔性激励是医院人力资源开发和利用的核心。因此，建立针对我国医院人力资源特点的柔性激励机制，是人力资本柔性管理得以成功的重要保障。

1. 柔性激励机制

柔性激励机制就是要寻找管理中人性化和制度化的平衡点，达到管理绩效的最优境界。制度化的重点在于对人的归化和约束，用制度来强制组织成员的行为与企业的目标保持一致。人性化则强调人的自主性和创造性的发挥，在不伤及组织的根本利益和最终目标的前提下，尽可能减少对组织成员的束缚，给组织成员更大的自由发挥空间。柔性激励机制的基本要素包括以下内容：

（1）行为诱导因素

该因素用于调动人力资本积极性的各种激励资源，对行为诱导因素的提炼必须建立在对组织成员需要进行调查、分析和预测的基础上，然后根据组织所拥有的激励资源设计各种激励形式。

（2）行为导向因素

它是指组织对人力资本所期望的努力方向、行为方式和应遵循的价值观的组合。

（3）行为幅度规制要素

它是指由行为诱导因素所激发的行为强度的控制规则的组合。

（4）行为时空规制要素

它是指奖酬制度在时间和空间方面的规定，包括特定的外在奖酬和特定绩效相关联的时间限制、组织成员与一定的工作相结合的时间限制，以及有效行为的空间范围。以上四个要素形成了柔性激励机制的基本架构。

2. 医院人力资源的柔性激励机制实现模式

要使人力资源的柔性管理从根本上适应我国医院发展集团化、组织虚拟化、管理信息化的需要，就要对现行的激励机制进行彻底变革，将激励机制的原则从权力型、制度型转化为互动型，把激励模式从操纵型转为契约型，从而实现激励的动态调整和平衡。

（1）成本契约型激励模式

成本契约型激励模式是根据医护人员的需求特征，设计出各种能满足其个性化需求的激励方案供员工选择，并通过契约形式商定，激励主体在激励对象工作目标实现过程中给予的激励性的成本投入。其形式主要有以下三点：

①培训激励

培训不仅使员工提高自身的知识水平和技能，更能令员工有足够的资本面对将来的挑战，达到自我价值的不断增值。培训激励方案的优点在于它既是人力资本柔性管理的体现，又反过来强化人力资本的"柔性"。

②弹性福利激励

福利作为激励手段，其形式很多，关键是要能体现医护人员的需求特征。在我国医院中可以采取弹性福利激励方案。弹性福利制度的最大优点是在满足员工福利需要的同时，更满足了他们精神上的尊重需要。

③薪资激励

目前，我国医院的薪资政策是薪酬和职务挂钩的"职务制"薪酬模式，而不是和能力挂钩的"职能制"薪酬模式。这仍然是制度化的人力资本管理模式。为了充分肯定员工在职务不变的情况下取得的进步，医院需要通过设计合理的奖酬政策与之配合，使员工技能的提高、知识的增长、管理能力的进步能够与薪酬挂钩，通过奖酬形式给予鼓励，能够加速医院人力资本的开发。

（2）心理契约型激励模式

成本契约型激励属于经济性范畴，而心理契约型激励则是精神方面的激励，它是契约双方在心理上形成的一种认同和接受。心理契约与经济性契约相比较，有以下三个特点：第一，心理契约无法用文字或有形的载体来表达，难以数字量化；第二，心理契约大多是隐含的、个体化的；第三，心理契约往往处于一种不断变更和修订的状态中，具有很大程度的不稳定性。

具有激励意义的心理契约的核心内容是医院与员工之间的心理认同问题，也就是管理与被管理者达成的共识问题。具有激励作用的心理契约有以下方面：一是信任方面的心理契约。这方面的心理契约首先体现在企业决策中信任方面的心理契约，是心理激励的最基本内容。二是情感方面的心理契约。医院的人力资本管理一方面要以制度和条令来约束人们的行为；另一方面，这种约束又要符合情理。三是意识方面的心理契约。包括领导的人格魅力、领导风格、职业道德、宗教信仰、价值观念、企业精神、组织发展等内容，大多属于企业文化的范畴。

3. 医院人力资源的柔性激励机制实现手段

（1）完善人才开发与培养机制

科学技术的发展要求人们不断进行知识更新，以适应知识经济的大潮。而更新就得学习和培训，培训就得提前规划，早做准备，并将之纳入医院发展的总体战略中。在强化教育培训的同时，要加大智能资本的投资。当前，通过学习"充电"来提高人力资源的质量、增强医院的竞争力，已成为医院管理者的共识。因此，医院要对员工进行持续不断的教育培训，将继续医学教育、对外交流、脱产学习、外出进修和平时的岗位培训、参加学术讲座结合起来，充分发挥员工的创造性思维能力，培育浓厚的学习氛围，真正建立起有机的、高度柔性的、扁平的、符合人性的、能持续发展的"学习型"医院，使所有的医护员工置身于其中都能得到学习和提高。

（2）正确利用薪酬的激励手段

在管理中正确运用薪酬的激励杠杆作用，以人力资源价值为目标，按照效率优先、突出业绩、注重贡献、兼顾公平的原则，以岗位评价为基础，绩效评估为手段，将决定医院核心竞争力的要素（技术、知识等）参与分配，建立以岗定薪、岗变薪变、工资随医院效益浮动，收入同个人能力与绩效挂钩的灵活的激励竞争的分配机制。突出人本理念，围绕人的因素所处的重要地位，利用人的智力，充分发挥其创造性的思维，实现人力资源管理中对人力的价值创造、价值评估和价值分配所构成的"人力资源价值链"的有效管理，实施以人为本的管理运作方式，体现知识的价值。

（3）大力培养团队精神

一般来说，医务人员都有较高的文化素质、较强的创新精神。他们不再停留于低层次的需要，他们加入团队主要是为了获得或实现地位、自尊、归属、权力及实现目标等较高的心理需求，渴望能够实现自我的人生价值。因此，在团队管理模式下，管理者必须遵循精神激励为主，物质激励为辅的方针，找到可激励团队成员的有效要素，这样才能有的放矢，起到较好的效果。

（四）柔性的人员流动机制

整合资源，尤其是整合人力资本是医院组织变革的重要内容之一。因此，人力资本跨组织、跨部门的岗位流动是人力资本柔性管理模式中"柔性"的重要体现和要求。人员和人才的流动方面，"对于一个组织来说，流动率太高肯定不是一件好事，但是，如果流动率太低或根本没有任何员工流动，那也不意味着是件好事，因此，很难为组织确定一个最优流动率"，而"真正重要的是流动的质量，而不是数量"。要疏通医院内部人力资源的流动渠道，通过内部流动优化人力资源配置。对于不同科室的医护人员，通过持续的培训开发其人力资本，使其可以胜任不同科室的医护工作。对于高级医疗人员，跨组织的"柔性流动"是其主要形式。需要注意的是，在医护人员的"柔性流动"模式下，对医护人员持续的培训是必须加以强调的，若在人员素质训练及工作安排上无法提出完善的配套措施，必然会面临服务品质低下的情形。因为高级医疗人员的知识技能并非可以"速成"，和护理人员一样将其进行跨科室的柔性流动不但是人力资本的极大浪费，也可能造成重大医疗事故。通过高级医疗人员在人力资本匮乏和人力资本充足的医院之间正式和非正式的柔性流动，不但可以突破国家医师执业规范的束缚，而且也是合理配置医院的人力资本，提高公共卫生保障能力的重要举措。

（五）医院人力资源的柔性信息管理

1. 建立人力资源管理信息库

尽量实现内部联网管理，实现资源共享、数据共用，同时注意人事信息的保密工作。据了解，我国医院人力资源管理工作计算机化发展迅速，各种人力资源管理软件开始应用于医院人力资源的日常管理中，形成了一定的规模并且初见成效，但是水平参差不齐。不但各个医院人力资源部门在和软件公司合作开发自己的应用软件，上级主管部门也在向医院不断地推广各有特色的人力资源管理软件，这样反而给规范化的工作流程带来了不便，有的甚至几年时间换装了好几套软件，前后数据连贯性差，软件又没有继承性，往往需要推倒重来，给工作增加了麻烦。其实，医院要结合自己的实际情况，选择或开发实用、简单的医院人力资源管理软件，形成包括员工基本信息、工资、任免、奖惩、培训、考核等内容的通用信息库，做好保留与备份工作即可。同时，要特别注意人事信息的采集，因为其准确性和规范性对于建立信息库是至关重要的，还有要注重人事信息的保密性、真实性、实时性和全面性。

既不能把人力资源管理系统开放地放在网上运行，又要确保相关职能部门能够及时调用、查阅相关的信息，不同层级的密码设置和实现内部网络是这一问题的主要解决方式。另外，要注意人为的破坏，特别是病毒的感染和黑客的入侵，除了及时更新防毒软件和查杀病毒外，还要对数据进行必要的备份，包括硬盘分区表的备份，加强信息防护工作。

2. 了解政策与法规，掌握操作上的力度、广度和深度

利用国际互联网查阅国内外有关医院人力资源管理信息，充分了解上级部门有关医院人事方面的政策与法规，掌握人力资源管理政策在操作上的力度、广度和深度。

医院人力资源管理应跟上信息社会发展的步伐。通过国际互联网查阅相关信息，我们不但可以学习国内外医院人力资源管理经验，加强与有关医院的联系，及时掌握政策，把握医院人力资源管理政策操作上的力度、广度和深度，以避免失误与偏差。同时，通过内部设立 BBS、BLOG 等交流平台，加强领导与员工之间的双向交流，互相沟通。特别是在医疗体制改革和医院自身发展变革的各项改革措施出台之前，在干部任免、人员招聘等重要决定出台之前，可以更多地了解、倾听群众的呼声和反馈的信息，共谋良策、共求发展。另外，通过网络发布可以吸引和引进医院急需的人才，如学科带头人、特色专家等，合理开发和利用本院人力资源，做好对外宣传工作，介绍和展示医院的特色优势，提高所在医院的知名度和影响力。在加强与其他医院的外部联系、合作与交流方面，互联网提供了一个很好的平台。

3. 开发一系列的系统软件

医院人力资源管理部门除了人才基础信息库的建设外，还要负责开发一系列相关的配套软件，包括工资管理系统、社会保险管理系统、人才评测系统、教育培训系统、考核晋升系统等相关软件，以适应新需要。

为了充分利用计算机进行人力资源管理，提高办事效率，医院要想方设法为人力资源管理部门配备先进的电脑设备，配合外部软件公司开发相关配套软件。硬件是软件的载体，软件是硬件的延伸，只有"软硬兼施"，才能充分发挥计算机在人力资源管理方面的作用，加强人力资源管理自动化的程度。特别在员工的工资、保险、评测、培训、考核、选拔等方面要开发相应的软件，以示公平、公正、公开，使得人力资源竞争有序、流动有序、工作规范、效率提高、管理水平提升。

第二节　医院人力资源 S-O-4P 管理模式

医院可以通过强化人力资源管理的观念、有效的员工激励机制、潜移默化的文化熏陶，来培养员工的整体协调能力、团队合作精神，以及忘我的工作作风、甘愿奉献的工作态度，培养员工视医院为家的工作理念，培育员工的归属感。只有这样医院才有凝聚力，才能够保持医院发展强有力的后劲及可持续发展的动力。S-O-4P 管理模式的 4P 建设的 4P 含义包括：P——职位分析（Po-sition）；P——薪酬设计（Payment）；P——绩效考评（Perfor-mance）；P——素质管理（Personality）。下面围绕这四个方面进行相关论述。

一、构建全面的职位分析系统

（一）职位分析的一些术语

职位分析是一个比较专业的人力资源管理工作，所以也有一些较专业的术语：一是工作要素，是指职位中不能够再继续分解的最小动作单位。比如，打开计算机、签字、打电话、发传真等。二是任务，是一系列为了实现一个目的的职务要素的集合，即完成一项具体的职务。如汇报、打印文件、参加会议等。三是职位，是多个任务的集合。在一定时间和空间里，一个员工需要完成的一些任务的集合就是一个职位。在医院中，有多少位员工就有多少个职位。四是职务，是一组任务相同或相近的职位的集合。在职务分析中也称职位。如医师就是一种职务，秘书也是一种职务。在医院中，一种职务可以有一个职位，也可以有多个职位。如医院中的法律顾问这种职务，就可能只有一个职位，而医师这种职务，可能就有多个职位。五是职责，是指一个个体担负的一项或多项任务组成的活动，即由多个个体操作的任务的总和。比如人力资源部主任的职责可能就是编制医院的人力资源规划、组织招聘、制定并执行医院各项人力资源政策等。六是职位族，是一组相关职位的统称。有时也叫职位类型。如管理职位、医疗职位、护理职位等。

（二）职位分析的成果

职位分析的最终成果是产生两个文件——职位说明书和职位分析报告。职位说明书主要包括两个部分——"工作描述"和"职位要求"。职位描述规定了对"事"的要求，如任务、责任、职责等；职位资格要求规定了对"人"的要求，如知识、技术、能力、职业素质等。职位分析报告主要用来阐述职位分析过程中所发现的组织和管理上的问题和矛盾，以及解决这些问题与矛盾的方法和思路。职位描述的具体内容基本信息包括职位名称、职位编号、所属部门、职位等级、制定日期等；工作活动和工作程序包括工作摘要、工作范围、职责范围、工作设备及工具、工作流程、人际交往、管理状态等；工作环境包括工作场所、工作环境的危险、职业病、工作时间、工作环境的舒适程度等。任职资格包括年龄要求、学历要求、工作经验要求、性格要求等。职位资格要求的具体内容基本素质包括最低学历、专长领域、工作经验、接受的培训教育、特殊才能等。生理素质：体能要求、健康状况、感觉器官的灵敏性等。综合素质包括语言表达能力、合作能力、进取心、职业道德素质、人际交往能力、团队合作能力、性格、气质、兴趣等。

（三）职位分析的意义和作用

职位分析是现代人力资源管理所有职能即人力资源获取、整合、保持与激励、控制与调整、开发等职能工作的基础和前提，只有做好了职位分析与设计工作，才能据此有效地完成以下具体的现代人力资源管理工作：制订医院人力资源规划；核定人力资源成本，并提出相关的管理决策；让医院及所有员工明确各自的工作职责和工作范围；组织有效招聘、选拔、使用所需要的人员；制定合理的员工培训、发展规划；制定考核标准及方案，科学开展绩效考核工作；设计出公平合理的薪酬福利及奖励制度方案；为员工提供科学的职业生涯发展咨询；设计、制定高效运行的医院组织结构；提供开展人力资源管理自我诊断的科学依据。职位说明书是职位分析的结果，作为医院人力资源管理中一项重要的基础工作，它同人力资源管理的各项工作有不可分割的。目前，在许多医院人力资源管理实务中，都强调"以岗位为核心的人力资源管理整体解决方案"，实际上，就是指医院人力资源管理的一切职能，都是以职位分析为基础的。

（四）医院职位分析的方法

1. 观察法

观察法是指职位分析人员通过对员工正常工作的状态进行观察，获取工作信息，并通过对信息进行比较、分析、汇总等方式，得出职位分析成果的方法。观察法适用于体力工作者和事务性工作者，如搬运员、操作员、文秘等职位。由于不同的观察对象的工作周期和工作突发性有所不同。所以，观察法具体可分为直接观察法、阶段观察法和工作表演法。

2. 访谈法

就某一职位或工作访谈有关人员，也可以收集这一职位的有关信息。开始访谈之前准备一份较为详细的访谈表，是十分必要的。

3. 问卷调查法

上述两种方法都有一个不足，即缺乏数量化，也很难进行大范围内的比较。我们可以在以上工作的基础上，根据工作特性的普遍规律制定出标准问卷来，研制和使用标准问卷是职位分析科学化的表现。近几十年来，这方面的问卷已积累了很多，可以根据不同的需要选择使用。

一般说来，标准问卷法的使用成本低，工作人员比较容易接受。它免去了长时间的观察或访谈的麻烦，一个人在工作时总不愿意被他人观察；这种方法也克服了进行职位分析的工作人员水平不一的弱点。如前面分析的那样，在上述两种方法中，主持职位分析的工作人员起主导作用，他们的水平、经验将直接影响工作结果的质量。用标准问卷法实际上是集中了高水平的分析人员的智慧经验，也可以覆盖相当大的工作领域。一旦研制出标准问卷（这个过程需要投入大量时间和费用）就可以在信度、效度都得到保证的基础上大面积推广使用。由于使用了标准问卷，所以职位分析的结果可以用数量化的方式表征，处理结果时也很便利。根据给出的常规标准，人们对结果的解释可以形成共识。

4. 参与法

也称职位实践法。顾名思义，就是职位分析人员直接参与到员工的工作中去，扮演员工的工作角色，体会其中的工作信息。参与法适用于专业性不是很强的职位。参与法与观察法、问卷法相比较，获得的信息更加准确。要注意的是，职位分析人员需要真正地参与到工作中去，去体会工作，而不是仅仅模仿一些工作行为。具体有如下方法：典型事件法，如果员工太多，或者职位工作内容过于繁杂，应该挑具有代表性的员工和典型的时间进行观察，从而提高职位分析的效率。工作日志法，是由员工本人自行进行的一种职位分析方法。事先应该由职位分析人员设计好详细的工作日志单，让员工按照要求及时地填写职位内容，从而收集工作信息。需注意的是，工作日志应该在下班前一次性填写，这样是为了保证填写内容的真实性和有效性。工作日志法最大的问题可能是工作日志内容的真实性。

5. 材料分析法

如果职位分析人员手头有大量的职位分析资料，比如类似的医院已经做好相应的职位分析，比较适合采用本办法。这种办法最适合新创办的医院。

6. 专家讨论法

专家讨论法是指通过请一些相关领域的专家或者经验丰富的员工进行讨论，进行职位分析的一种方法。这种方法适合于发展变化较快，或职位职责还未定型的医院。由于医院没有现成的观察样本，所以只能借助专家的经验来规划未来希望看到的职位状态。

上述这些职位分析方法既可单独使用，也可结合使用。由于每个计算方法都有自身的优点和缺点，所以每个医院应该根据本医院的具体情况进行选择。最终的目的是一致的：为了得到尽可能详尽、真实的职位信息。

二、构建科学的薪酬设计方式

随着现代管理科学的发展，市场经济制度的不断完善，医疗体制改革的不断深入，医院现行分配模式已经不能适应医院发展的需要。科学的薪酬制度能够调动员工的积极性，充分发挥其创造力，提高工作效率，是医院发展的核心保障。

（一）医院薪酬现状分析

目前，无论是公立医院还是私立医院的工资制度主要沿袭计划经济时期的工资分配模式，主要由基本工资、工龄工资、奖金等组成。基本工资只注重工种和学历等，忽视了工作强度、环境状况等因素，而且一旦确定，变动机会很少，无法起到激励作用；工龄工资只是时间一到，人人有份的补偿和安慰，对勤奋进取和平庸度日的员工同等对待，致使员工间缺乏竞争，是一种变相的大锅饭；奖金的分配虽然与医院的经济效益同步，但在具体分配上有较大人为因素和随意性。科室主任的素质和人格决定着公平与合理性，奖金与员工的个人工作关系不大，难以调动积极性。

（二）医院薪酬设计的原则

1. 公平原则

公平原则亦称内部一致性原则，是指在医院内部各个岗位、各工种之间薪酬分配要公平合理。根据亚当斯的公平理论，每个人在取得成绩并获得报酬后，会不自觉地拿自己付出的劳动和所得的报酬与他人付出的劳动和所得的报酬进行横向比较。公平原则要求员工的横向比较结果是肯定性的。医院薪酬管理机构应该首先确立公平的薪酬水平，高技能高收入，低技能低收入，创造公平、公正的改革环境。

2. 竞争原则

竞争原则又称外部竞争性原则，是指医院的薪资标准和类似医院相比要具有竞争性。实践中薪酬设计有三种模式：超前型、跟进型、后进型。超前型指本单位的工资水平在本行业中一直处于领先地位；跟进型指单位不积极创造领先地位，但一旦有其他单位的工资水平高出自己很多，会积极跟进；后进型是指不积极追求领先，只求保证本单位工资水平处于相对领先地位。这三种模式各有优缺点，但有一个共同目的——使自己的工资水平具有市场竞争力，尽管竞争力大小有别。

3. 激励原则

公平原则是人类灵魂深处正义的体现，竞争原则是市场经济的必然特征，而激励则是现代人力资源管理理论中的核心，是激发人的行为动机并使之朝向组织特定目标的过程。美国哈佛大学教授威廉·詹姆士发现，按时计酬的员工一般仅发挥 20% ~ 30% 的能力，但是如果受到充分的激励，员工的能力可以发挥到 80% ~ 90%，其中 50% ~ 60% 就是激励的作用。因此，医院要寻求发展，不可忽视激励原则。除公平原则、竞争原则、激励原则三大基本原则以外，还有保障原则、薪资水平与经济发展相一致原则、与创造价值相一致原则、适度灵活性原则等一些衍生原则，这些衍生原则在薪酬设计时也不容忽视，应给予足够的重视。

（三）医院薪酬设计的方法

1. 薪酬设计的注意事项及前期准备工作

（1）注意事项

薪酬体系设计时应注意以下事项：第一，薪酬体系要以明确统一的医院发展战略、医院文化作为总的指导思想。比如，医院的发展战略为：发展新技术、开创新业务，在开展基础业务的同时，发展特色医疗，引领医学技术发展潮流。那么，在薪酬设计时就要向高技术人才倾斜。第二，薪酬体系的制定过程要有民主性、参与性和透明性。科学合理的薪酬制度，必须让员工了解才能发挥作用，最好的了解，莫过于参与。有民主基础的制度是执行最得力、效果最显著的制度。正因如此，薪酬制度制定时员工的民主参与已被《中华人民共和国劳动合同法》所确认。第三，许多单位采用秘密工资制，使得员工很难判断报酬与绩效之间是否存在联系。员工既看不到别人的报酬，也不了解自己对单位的贡献价值，自然会削弱制度的激励和满足功能。所以医院的薪酬制度必须对内公开。第四，管理者要为员工创造机会均等、公平竞争的条件，并引导员工把注意力从结果均等转移到机会均等上来。

（2）准备工作

首先要做的是薪酬调查问卷的设计。问卷的设计是有一定技巧的，要设计出好的问卷必须仔细思考，但总的原则是要让员工客观、真实地表达出自己的思想，排除其因逐利心理而做违心回答的可能性。如要知道员工对学历与薪酬关系的看法时问"学历高薪酬是否应该高"，学历低的员工，他们的答案很可能是否定的。但如果问，"假如您的学历由大专升为本科，您认为是否应该涨工资"，则大多数员工会给出肯定的答案。另外，问卷应该语言简练、针对性强、问题不能太多等。

2. 薪酬设计的基本步骤

（1）岗位分析

岗位分析是人力资源管理这套组合拳打出的第一拳，是确定薪酬的基础。结合医院的发展战略，管理层要在业务分析和人员分析的基础上，明确各科室的职能和相互关系，人力资源部或其他相应的管理部门要和科室负责人合作编写岗位说明书。

（2）岗位评价

岗位评价重在解决薪酬的对内公平性问题。它有两个目的：一是比较医院内部各科室、各岗位的相对重要性，得出岗位等级序列；二是为进行薪酬调查，建立统一的岗位评估标准，消除不同医院间由于岗位名称不同，或名称相同但实际工作要求、工作内容不同而导致的岗位难度差异，使不同岗位间具有可比性。医院岗位评价应该采取记分比较法。首先，确定与薪酬分配有关的评价要素，并给这些要素定义不同的权重和分数。评价要素主要有工作强度与难度、技术要求、工作时间、工作压力、工作环境、职责等。科学的岗位评价体系是通过综合评价各方面因素得出工资级别，而不是简单地与职务挂钩。

（3）薪酬调查

薪酬调查重在解决薪酬的对外竞争力问题。医院在确定工资水平时应考虑同规模医院的工资水平。医院可以委托专业的咨询公司进行这方面调查，也可以自行调查。但调查对象最好选择与自己有竞争关系或类似的医院，重点考虑员工的流失去向和招聘来源。调查结果要反映本院的薪酬水平与同行业相比处于什么位置。

（4）薪酬定位

在薪酬调查的基础上，下一步应根据本单位实际情况确定薪酬水平。影响医院薪酬水平的因素有：国家的宏观调控、医院发展战略、当地卫生行业竞争程度、劳动力市场行情、医院的支付能力、人员素质要求等。

（5）薪酬结构设计

各行各业皆有符合自身特点的薪酬结构，作者认为，符合现代医院的薪酬结构应该包括岗位工资、技能工资和绩效工资三个部分。岗位工资是根据岗位分析及薪酬调查所确定的，具体表现为：医师、护士、医技、药剂、工程等不同岗位所具有的不同工资额度。一旦岗位确定，岗位工资就随之确定，岗位工资是工资组成中相对固定的部分。技能工资是指不同员工因具有不同的知识水平、经验、技能、工作效率、历史贡献等而获得的不同工资。绩效工资是整个工资组成里最具活力、最不稳定的部分。绩效工资是对员工表现的奖励（相当于奖金，但比奖金更灵活和规范），必须与员工为医院创造的价值相联系（不单是经济价值）。工资与员工的绩效紧密相连，绩效与绩效工资呈正相关。当然，一套能与薪酬制度挂钩且科学合理的量化绩效考核制度是绩效工资确定的基础。另外，医院在设计三个部分工资时需要根据自己的侧重点及三种工资的自身特点确定其在整个薪酬中的比例，建议采取分别占 3：4：3 的比例。特别要认真对待绩效工资的比例，不能太高也不能太低，高了虽然激励作用明显，但会打击不能完成绩效员工的积极性及造成员工的短期行为；低了虽然稳定，但不能体现出绩效的根本特点，优势发挥不出来。

（6）薪酬体系的实施和修正

薪酬制度的实施不是单个部门的能力所及的，需要人力资源部会同财务部门及各个科室共同组织实施。从本质意义上讲，劳动报酬是对人力资源成本与员工需求之间进行权衡的结果。世界上不存在绝对公平的薪酬方式，只有员工是否满意的薪酬制度。人力资源部可以利用薪酬制度问答、员工座谈会、满意度调查、内部刊物等形式充分介绍医院的薪酬制度。介绍的目的是要员工知道医院给员工的机会是均等的，正如前文所述，要让员工把注意力从结果均等转移到机会均等上来，这一点至关重要。

三、建立有效的绩效考评

（一）现代医院发展需要绩效管理

医院是有别于公司的一种组织形式，但医院管理作为企业管理大范畴里的特殊分支，同样也需要引用"绩效管理"这一概念。通常来说，医院绩效管理是对医院绩效实现过程各要素的管理，它是基于医院战略基础之上的一种管理活动。绩效管理通过对医院战略的建立、目标分解、业绩评价，将绩效管理的成绩应用于医院日常管理活动中，以引导和激励医务人员的业绩实现持续改进，并最终实现组织的战略目标。医院管理层通过对医院的绩效管理，达到绩效考核、绩效改进和绩效提升的目的，其最终结果是实现医院绩效的持续发展，也促使医务人员的工作能力不断提升。

1. 医院绩效管理的特点

绩效管理其实是组织与员工双方就目标及如何实现目标而达成共识，并协助员工成功实现目标的一套系统的管理方法。作为医院绩效管理来说，它具有以下三个明显的特点：第一，系统性——绩效管理是一个完整的系统，不是一个简单的步骤。当前，在医院管理实践中，会遇到这样一个误区：绩效管理＝绩效考核，做绩效管理就是做绩效考核表。所以，许多医院在实施绩效管理时，往往狭义地认为做了绩效考核表，量化了考核指标，年终实施了考核，就是做了绩效管理了。这种误区使得许多医院在绩效管理时省略了极为重要的目标制定、沟通管理等过程，忽略了绩效管理中需要掌握和使用的技巧与技能，在实施绩效管理中遇到了很多困难和障碍，医院的绩效管理水平也处于低层次徘徊。所以，我们必须系统地、战略地来看待绩效管理。第二，目标性——目标管理的一个最大的好处，就是医务人员明白自己努力的方向，医院管理层明确如何更好地通过医务人员的目标对其进行有效管理，提供支持帮助。同样，绩效管理也强调目标管理，"目标＋沟通"的绩效管理模式被广泛提倡和使用。只有绩效管理的目标明确了，医院管理层和医务人员努力才会有方向，才会更加团结一致，共同致力于绩效目标的实现，共同提高绩效能力，更好地服务于医院的战略规划和远景目标。第三，强调沟通——沟通在绩效管理中起着决定性的作用。制定绩效要沟通，帮助医务人员实现目标要沟通，年终评估要沟通，分析原因寻求进步要沟通，总之，绩效管理的过程就是医院管理层和医务人员持续不断沟通的过程。离开了沟通，医院的绩效管理将流于形式。许多管理活动失败的原因都是因为沟通出现了问题，绩效管理就是致力于管理沟通的改善，全面提高管理者的沟通意识，提高管理的沟通技巧，进而改善企业的管理水平和管理者的管理素质。

2. 医院绩效管理的功能

对医院组织而言，绩效管理的功能主要有以下五方面：①诊断功能。反馈绩效管理信息能够及时发现组织中存在的共性问题。②监测功能。及时反映医院硬件、软件各个环节的实际运营情况。③导向功能。激励、引导医务人员朝着一个目标努力。④竞争功能。绩效管理总是与薪酬奖金、晋升调动挂钩的，有利于在组织中形成竞争氛围。⑤规范功能。绩效管理为各项人力资源管理提供了一个客观有效的标准和行为规范。

而对医务人员来说，绩效管理又体现了以下功能：①激励功能。正向和负向的激励对医务人员产生及时的激励作用。②发展功能。根据考评结果制订正确的培训计划，提升医务人员素质，发现其特点，使个人发展与组织发展结合起来，为人员制订发展规划。③控制功能。通过绩效管理可以控制医务人员工作的数量和质量、工作进度、协作关系等。④沟通功能。为上下级提供了一个良好的沟通机会。

(二) 设计合理的医院绩效管理系统的方法

既然绩效管理是一个由组织、管理者和被管理者共同参与的完整系统，对现代医院的发展又显得如此重要，那么该怎样合理设计，使其满足医院管理和发展的需要，是特别值得我们认真思考的问题。通常设计一套完整的绩效管理系统，都分为准备、实施、考评、总结和应用开发五个阶段。

1. 绩效管理的准备阶段

绩效管理的准备阶段主要有四项工作：明确绩效管理的参与者，选择绩效考评的方法，确定绩效考评要素和标准体系，明确绩效管理的运行程序。

明确绩效管理的参与者，主要是确定绩效考评参与人员，它取决于以下三种因素：被考评者的考评类型、考评目的、考评指标和标准。就医院而言，绩效考评涉及以下五类人员：考评者、被考评者、被考评者的同事、被考评者的下级、医院外部人员。以下选择绩效考评方法，主要考虑管理成本、工作实用性和适用性等因素，具体可分为以下三个类型：一是品质主导型，以考评在工作中表现出来的品质为主，适合于对医务人员工作潜力、工作精神及医患沟通能力的考评，但是主观性大，操作性和效度差。二是行为主导型，以考评工作行为为主，适合于对管理性、医护事务性工作进行考评。三是效果主导型，以考评工作效果为主，适合于后勤服务等岗位，但是具有短期性和表现性的缺点。绩效考评要素主要包括业绩考评、能力考评和态度考评，其中业绩考评是对医务人员承担岗位工作的成果所进行的评定和估价,它又包括工作业绩、员工综合素质、员工对企业的贡献等;而能力考评是对被考评者知识、技能和能力的评价。绩效考评的标准,管理学上通常采用 SMART 原则和 5W2H 原则。明确绩效管理的运行程序,主要是确定考评时间和工作程序,其中考评时间要与考评目的、企业管理制度相协调。

2. 绩效管理的实施阶段

在绩效管理的实施阶段中,一方面要收集信息与资料积累,建立健全原始记录登记制度,其目的在于为诊断和改进医务人员的绩效提供有力的事实依据;另一方面,更为重要的是要强调绩效沟通。绩效管理强调医务人员与医院管理层的共同参与,强调医务人员与院方之间形成绩效伙伴关系,共同完成绩效目标的过程。这种共同参与和绩效伙伴关系在绩效辅导阶段主要表现为持续不断的沟通。对于医院管理层而言,通过及时有效的沟通,有助于全面了解被考核人员的工作情况、掌握工作进展信息,并有针对性地提供相应的辅导、资源;有助于客观公正地评价下属的工作绩效;有助于提高考核工作的有效性,提高医务人员对绩效考核、对与绩效考核密切相关的激励机制的满意度。而对于医务人员来说,及时进行有效的沟通,不但是与医院管理层共同解决问题的一个机会,是参与工作管理的一种形式,同时也有助于医务人员对自己的工作绩效得到及时、客观和准确的绩效反馈,从而发现自己上一阶段工作中的不足,确立下一阶段绩效改进点。沟通可以通过正式和非正式方式,定期书面报告,如月/季总结;定期的有院方主管参加的会议,如月/季/年度例会;一对一正式会谈等。

3. 绩效管理的考评阶段

对于绩效管理的考评,目前大多数医院基本都已经开展了,且各个医院有各自不同的做法,作者在这里只想强调两点。一是要确保绩效考评的公正性。通常造成考评失误主要有以下原因:考评标准缺乏客观性和准确性;考评者不能坚持原则,随心所欲,亲者宽,疏者严;观察不全面,记忆力不好;行政程序不合理、不完善;政治性考虑;信息不对称,资料数据不准确等。绩效考评不公,将在很大程度上打击医务人员的积极性和创造性。二是加强考核结果的反馈。医院管理层对医务人员的绩效情况进行评价后,必须与其进行面谈沟通。这个环节是非常重要的，绩效管理的核心目的是不断提升人员和组织的绩效水平，提高人员的技能水平。这一目的能否实现，最后阶段的绩效面谈和反馈起很大的作用。通过绩效面谈，医务人员也参与到绩效评价中，使其清楚院方主管对自己工作绩效的看法，能提高人员对于绩效管理制度的满意度。绩效面谈也是双方共同确定下一绩效管理周期的绩效目标和改进点的主要方式。

4. 绩效管理的总结阶段

绩效管理的总结阶段，不仅是各个层面进行绩效面谈和沟通，上下级之间交流绩效管理信息，彼此激励互动的过程，也是对医院整体绩效管理体系，乃至医院总体管理状况和水平进行必要的检测、评估和诊断的过程。绩效诊断内容包括对医院绩效管理制度的诊断，对医院绩效管理体系的诊断，对医院绩效考评指标和标准体系的诊断，对考评者全面全过程的诊断，对被考评者全面全过程的诊断，对医院组织的诊断。总结阶段应完成的工作：各个考评人完成考评工作，形成考评结果的分析报告；针对绩效诊断所揭示出来的各种涉及医院组织现存的问题，写出具体详尽的分析报告；制订出下一期人员培训与开发计划、薪酬、奖励、岗位调动、晋升与补充调整计划；汇总各个方面的意见，在反复论证的基础上，对医院绩效管理体系、管理制度、绩效考评指标和标准、考评表格相关内容，提出调整和修改的具体计划。

5. 绩效管理的应用开发阶段

绩效管理系统的作用是帮助组织、管理者与被管理者共同努力、团结一致，实现组织的战略规划和远景目标。系统经历了前面准备、实施、考评和总结四个步骤后，在随后的具体应用开发上，绩效管理还具有例如人员培训与开发、劳动工资与报酬、岗位调配与晋升、人力资源管理的专题研究、基础管理的健全和完善等多项功能。

（三）医院绩效管理中需要注意的问题

绩效管理已逐渐成为现代医院管理的基础性工作，也是重要的科学问题。目前，我国很多医院在管理中都实施绩效考核，但往往不够科学、规范和合理，甚至流于形式。比如，某些医院使用绩效管理，主要目的是要区分工作的上、中、下水平，便于更好地奖罚，促进医院管理能力和水平的提高。有些医院尽管成立了考核办、改革办，但考核还是效果不好，或者是为考核而考核，使绩效管理形同虚设，无法发挥作用。因此，现代医院施行绩效管理，有几个重要的概念还需要明确。第一，绩效管理首先是管理，它涵盖了管理的所有职能，包括计划、组织、领导、协调、控制等。绩效管理应当是每一位现代医院管理者必须具备的一种管理能力。第二，要把考核作为绩效管理的重要环节，但不是全部。绩效需要评价、对比和衡量，考核是为实现这种要求而采用的一种具体方法。但绩效管理不仅强调工作结果，而且重视实现目标的一个循环过程，它不仅强调达成绩效结果，更通过目标、辅导、评价、反馈，重视达成结果的过程。第三，要通过多沟通，改变业绩辅导薄弱的现状。事实上，绩效管理是一个持续不断的交流过程，该过程是由医务人员和他的直接主管之间达成协议来保证完成的，医院的绩效管理没有实效或者失败，主要原因就在于很少进行业绩辅导。业绩辅导主要应在两个环节上进行，一是对医院的绩效管理目标进行详细的注解；二是在实施过程中，医院管理者要针对各部门及主要人员的管理业绩和情况，对他们进行指导性的分析，增强其对绩效管理的认知程度，自觉地调整实现目标的可及性。

四、加快素质管理进程

所谓素质管理就是构建基于医院战略、组织结构和工作岗位的素质模型，对员工进行素质增进的过程。对员工来说，就是要通过素质管理不断提高员工的工作胜任力和终身就业能力，实现从"终身雇用"向"可以雇用"的转变，从而保证建立起具有多项技能的员工队伍，满足组织战略的实现。

它包括以下四个方面的内容：①素质获取管理，通过素质测评和招聘甄选有竞争力的人力资源；②素质保持管理，通过激励体系把组织中的优势资源保留在组织内；③素质增进管理，通过员工培训和职业生涯规划，不断提高岗位胜任力和终身就业能力；④素质使用管理，通过为员工创造发挥聪明才智的工作岗位、工作环境和工作舞台，使员工的素质得到充分利用并促使其潜能得到充分激发。

第三节 医院人力资源信息化管理模式

一、医院人力资源管理信息系统的要求

医院人力资源管理信息系统是医院 MIS 的一个子系统，医院 MIS 是指利用计算机和通信设备，为医院所属各部门提供病人诊疗信息和行政管理信息的收集、存储、处理、存取和数据交换的能力并满足授权客户的功能需求。医院 MIS 被业界公认为是迄今为止世界上现存的信息系统中最复杂的一类。

而目前我国医院所实行的 MIS 多数是一种独立的服务于医疗的信息管理系统，一方面，医务员工的信息多数是手工输入或一次性导入的，是相对静态的数据，不能实现动态互动，在很大程度上影响医疗模块的正常运行；另一方面，人力资源信息管理系统中的绩效管理模块必须依赖医疗模块所产生的基础数据，并在此基础上进行分析、整合，因此医院的人力资源管理信息系统必须满足以下要求。

（一）要和医院信息管理系统（HIS 系统）做到有效连接

系统要在人员资质、职称、人员离职、新进等功能上和 HIS 系统自动衔接，达到数据自动互转；同时，由于医院的 HIS 系统是和医疗保险中心相连的，医院人力资源管理信息系统又要保证信息的保密性、安全性，避免重要信息外泄。

（二）要和现有的医务员工绩效数据库做到有效连接

能够方便地导入和导出医务员工的绩效数据，利用这些数据进行分析、整合，完成员工绩效考核，从而指导薪资等一系列人事工作的开展。

（三）要和财务子系统做到有效连接

财务部门需要进行整个医院的成本分析，因此需要人事薪资、人力成本信息，系统必须和财务系统进行有效连接，达到数据共享，方便财务部门进行成本

分析、成本核算。

（四）要充分体现现代人力资源管理理念

人力资源信息化管理就是要涵盖现代人力资源管理的主要内容：招聘、选拔、绩效管理、岗位管理、培训管理等，更应涉及人力资源规划、职业生涯设计等战略性和开拓性工作，充分体现现代人力资源管理理念。

（五）要应用科学的人力资源管理工具和技术进行功能整合、流程再造

管理信息系统的实施不能简单地看作一个软件的实施，而应是一个项目工程。在管理信息系统实施过程中有大量的人力资源管理工作需要进行功能整合、流程再造。

（六）要考虑医院今后发展，适当留有发展空间

系统的建设要从"发展"的角度出发，在规划设计时要适当考虑医院今后的发展前景，适当留有余地，比如在模块构建时，根据医院实际，有的模块一时用不上，但在设计时可以保留框架，今后医院发展了方便挂接。

（七）要操作简单、易用

人力资源管理部门的价值是通过提升员工的效率和组织的效率来实现的。系统开发者在系统设计过程中还应与医院有关部门和人员进行协调沟通，了解各部门的需求，使系统能够满足各职能部门的管理要求，真正做到简单实用，提升医院价值，提高医务员工的工作效率。

（八）要投入小、见效快

在开发和实际运用中，应考虑医院所能承受的人力、物力成本，尽量利用原有可利用的网络及硬件设备，控制维护费用。根据医院实际，在实施过程中也要考虑员工素质、原有信息化程度等各种因素，不盲目追求大而全，可以采取分步实施逐步到位的方式，避免浪费。

二、医院实施人力资源信息化管理的目标分析

（一）医院实施人力资源信息化管理可以提高效率

医院人力资源信息化管理过程中需要通过多方面措施，对其实施有效的管理。从医院员工招聘、劳务收入、保险福利、员工档案管理等方面采取策略，提升人力资源的信息化管理水平，对人力资源科学化管理、规范化管理、效率化管理具有重要的意义。从传统医院人力资源管理的角度看，人工管理模式占用了大量的人力和物力，效率很难得到全面的提高。在信息技术的推动下，医院人力资源管理过程中建立完善的人力资源管理系统，从根本上实现人力资源的信息化管理，对共享数据信息、提高工作效率具有重要的意义。

（二）信息化系统对规范人力资源业务流程的作用

人力资源管理是集事务、流程、信息一体化的管理，因此人力资源的业务流程规范化管理对其进行全面管理具有重要的意义。医院人力资源管理的周期时间长，从医院员工进入医院开始到员工退休或离休都要进行全方位的管理，保证各项事务能够符合医院具体情况，提高工作质量，完成工作流程，提高制度管理水平。在信息化平台支撑下，各项事务整合在一个系统下进行管理，从多方面提高信息化水平。医院人力资源管理过程中需要通过信息系统对其进行模块化管理，保证人力资源管理中通过信息技术和互联网技术对业务流程进行规范，确保人力资源管理中各个流程符合规范化、系统化、集成化的要求，提高人力资源的信息化水平。

（三）信息化系统需要对医院员工提供增值服务

信息化系统在实施过程中需要对员工进行全方位管理，从而提供更好的增值服务，确保提高医院的各项管理工作水平。信息系统对更好地服务于人力资源管理部门具有重要的作用，可以协调好各个科室关系，对信息进行汇总和分析具有重要价值。医院人力资源信息化管理需要从管理模式、管理手段、管理机制、管理策略方面采取有效措施，全面提升医院人力资源信息化管理水平。信息系统建

设需要从数据信息处理角度，把医院各项业务流程整合在一起，更好地为医院提供增值服务，对医院各项管理水平提高具有重要的价值。

医院人力资源管理过程中需要一个懂得技术、善于管理的行政后勤人员，医院人力资源管理人员是整个医院各项事务的管理者，也是医院全面发展的重要后勤保障，承担着医院各项事业发展的主体责任，医院人力资源需要依靠保障系统，才能更好地管理好各项事务，推进各项事务向多元化方向发展。

三、人力资源信息化管理建设策略

目前，人力资源信息化管理系统，有两种架构——B/S（Browser/server）和C/S（Client/server），它是浏览器服务器的缩写，是客户端服务器的缩写。应用B/S就是在医院人力资源部设置一台服务器，并在其上安装一套系统，医院用户可以通过访问的形式登录操作；应用C/S是在每一个用户的计算机上都安装此软件，不过这样，安装和维修费用都很高。医院可以根据自身经济状况进行预算，按需设计系统的综合功能。因此，本着设计原则，为充分发挥系统功能，结合医院实情，作者建议医院使用B/S架构，将服务器放在人力资源部，由医院网络中心负责维护，这样全院人员可以通过医院院内网进行访问。

人力资源管理信息系统的功能设计要符合医院的实际工作要求，以下主要介绍其中六种功能模块：

（一）组织管理

医院发展和人力资源规划紧密相连，要及时统计现有人力资源数据参考值，预测未来需求值。设计人力资源方案，须与医院战略性人力资源和现有人力资源需求相结合，生成包括人员调入率、外出上学人数、转业军人安置人数、退休人数的指标，制定新调入、分配人员的培训发展目标。组织管理，包括人力资源规划和工作分析。

在人力资源规划模块中，要以医院发展战略为指导，以全面核查现有人力资源、分析医院内外部条件为基础，以预测组织对人员的未来供需为切入点，内容包括晋升规划、补充规划、培训开发规划、人员调配规划、薪酬规划等，基本涵盖了人力资源的各项管理工作。人力资源规划还通过人事政策的制定对人力资源管理活动产生持续和重要的影响。人力资源规划的实施，是人力资源规划的实际操作过程，要注意协调好各部门、各环节之间的关系，在实施过程中需要注意以下内容：必须有专人负责既定方案的实施，要赋予负责人拥有保证人力资源规划方案实现的权力；资源要确保不折不扣地按规划执行充分做好实施前的准备；实施时要全力以赴，有关于实施进展状况的定期报告，以确保规划能够与环境、组织的目标保持一致。在工作分析模块中，通过系统全面的情报收集手段，提供相关工作的全面信息，以便组织进行改善管理效率。工作分析是人力资源管理工作的基础，其分析质量对其他人力资源管理模块具有举足轻重的作用。工作分析在人力资源管理中的位置，通过对工作输入、工作转换过程、工作输出、工作的关联特征、工作资源、工作环境背景等的分析，形成工作分析的结果——职务规范，也称作工作说明书。职务规范包括工作识别信息、工作概要、工作职责和责任，以及任职资格的标准信息，为其他人力资源管理职能的使用提供方便。

（二）招聘选拔

医院招聘选拔是为了寻找最具有医疗技术、最具有劳动愿望，并能在医院稳定发展的人员，是医院人力资源管理工作的基础。医院招聘选拔工作一般要按照下面六个步骤来进行：第一步，招聘前的准备。先进行人力资源规划和工作分析。人力资源规划是运用科学的方法对医院人力资源需求和供应进行分析和预测，判断未来的医院内部各岗位的人力资源是否达到综合平衡，即在数量、结构、层次多方面平衡。工作分析，是分析医院中这些职位的职责是什么，这些职位的工作内容有哪些，以及什么样的人能够胜任这些职位，解决医院如何更好地进行团队建设。两者的结合会使得招聘工作的科学性、准确性大大地加强。第二步，招聘策略的确定。招聘的策略包括对目标人才进行界定、对医院吸引人才的核心优势进行挖掘和推广宣传，以及对招聘渠道和方法的选择等。只有正确的招聘策略才能保证我们的招聘工作有的放矢，百发百中。第三步，招聘实施方案的设计。医院向外发布招聘信息，就需要设计出能够具有引起受众的注意和兴趣，激起求职者申请工作的愿望，以及让人看了之后立刻采取行动等特点的招聘广告，即注意—兴趣—愿望—行动四原则。在撰写招聘广告时，还需要保证招聘广告的内容客观、真实，要符合国家和地方的法律法规和政策，要简洁明了，重点突出，明确招聘岗位名称、任职资格等内容以及联系方式。第四步，面试体系的设计。理想的面试包括五个阶段：准备、引入、正题、收尾及回顾。面试准备时，首先要审查求职者的申请表和简历，并注明能表明其优缺点和尚须进一步了解的地方。在引入阶段，应聘者刚开始进行面试时，问一些比较轻松的话题，以消除应聘者的紧张情绪。在正题阶段，面试者要按照事先准备或者根据面试的具体进程，对应聘者提出问题，同时对面试评价表的各项评价要素做出评价。在收尾阶段，主要问题提问完毕以后，面试就进入收尾阶段，这时可以让应聘者提出一些自己感兴趣的问题，由面试者解答。在回顾面试阶段，面试者检查面试记录，把面试记录表填写完整。第五步，招聘测评体系设计。招聘测评又称为选拔过程，就是通过一系列科学的或直观经验的测试方法，挑选出符合组织和岗位要求的人员的过程。招聘测评的方法很多，心理测评、笔试、面试、评价中心技术、系统仿真等都可以作为测评手段。第六步，人员录用与反馈。人员招聘、录用是医院人力资源管理行为中的重要环节，构建人员招聘法律风险防范体系极具现实意义。除此以外，还须建立备用人才系统，这样在关键时刻，医院可以根据需要选择最合适的人选。

（三）培训发展

人才培训是一项战略性工作，要把医院的培训工作搞好，让培训工作尽显成效，此模块关键是要做到以下六点：第一，要了解医院的战略目标，了解战略对人才的需要，分析现有人员主要的差距，然后设计针对性的培训方案。培训方案是培训活动的首要环节，要制订合理的培训计划，对培训方式、培训方法、培训课程进行设置和确定。第二，根据培训方案认真设置培训课程。医院可以提供多种类型的培训课件，包括业务基础知识、工作技能、操作、工作方法和态度、综合素质等，培训人员可以自己选择，也可以进行网络学习。培训课程设置将使培训目标具体化，培训课程设置的合理性对整个培训活动成功与否起着重要的作用。培训课程设置通常包括培训业务、时间、方式、方法。第三，合理确定培训对象，培训对象可分为机关管理人员、医生、护士，业务培训应以临床科室或医技科室为培训对象。第四，选择适当的培训方式。有外出进修、上学及出国深造等。第五，及时评估培训效果。避免培训流于形式，使医院的培训成为一种最有价值的投资。通过培训，提升医院人员的专业知识，感受医院的文化氛围，提高人员的服务水平，增加医院的社会美誉度。

（四）系统管理

系统管理是指医院的信息技术系统，可以将其分发到使用的地方配置使用，通过改善措施和服务更新维护，设置问题处理流程以判断其是否满足目的。

系统管理要有一套"系统监控、系统配置和系统操作管理"工具。在医院工作环境下，不同的用户可以设置不同的访问权限，一般工作人员只可以查询并修改自己的一部分信息，科主任及机关科长以上可以使用系统管理以外的模块，系统管理员可以对该系统管理模块进行数据库加密、自动备份和恢复跟踪，记录重要操作。当使用人员职务或岗位变换时，其使用权限也会相应变化，但是不会影响其使用。该模块需要系统用户资料、系统权限两张数据表。

（五）人员自助

通过开放的管理体系，医院所有人员可以清楚了解人力资源管理的相关规章、通知、规定等，可以在院内网上查看关于个人该月或历史工资和奖金发放情况，可以实时了解个人考勤、人力资源需求信息、个人福利情况、个人绩效评估等情况，可以通过沟通平台和部门进行沟通，在医院论坛自由发表意见，形成民主开放的组织管理理念，推广先进、形成积极向上的组织文化，经常通过医院广播台播放先进感人事迹，在宣传栏张贴光荣榜，形成积极向上的良好文化风气。

医院除了这些基本模块外，还有一些特殊的模块，包括领导班子建设、纪律检查、离退休管理、职称评定和立功受奖及其他特殊模块。构建这些模块时，相关部门需要互相支持协调，建立对应的数据信息，以便数据共享和系统维护。

（六）人力资源信息化管理建设的有关说明

医院决定实施人力资源管理信息系统开发时，还需要注意技术和管理两个方面相关问题的处理。

1. 技术

（1）技术的解决方案要从长远的目光来看，要选择一个良好的技术开发平台，制定技术规范，以便日后信息系统的技术升级。

（2）人力资源管理信息系统会产生动态和静态的数据，应该有效地把这二者相互结合，对其进行分析，推进医院发展步伐。

（3）做好系统的实时维护。人力资源管理信息系统中的数据是动态的，因为每天医院人员流动都会变化。要保持系统始终实现数据更新，就要不间断地进行系统维护。如果不坚持系统维护，系统设计再先进也只是摆样子，无实用价值。因此要有规定要求，每天对系统进行实时维护，更新数据库，准确可靠地反映医院的人力资源实力。

（4）子模块的设计和开发，与医院信息系统同时使用，达到医院预期的目标。一方面缩短了从设计开发到应用的时间；另一方面能更详细、更深入地考察每个模块，能及时发现问题，使人力资源管理信息系统更贴切医院实际。

2. 管理

（1）要有坚强的组织保证

加强系统研发工作的支持和领导。人力资源管理信息系统的开发与应用是一项复杂的系统性工作，涉及面广，业务复杂，没有坚强的组织保障，高质量地实现人力资源信息化是非常困难的。领导的重视和支持是建设人力资源管理信息系统的前提。

（2）重视系统的规划和系统设计，同时还要考虑与医院其他子系统的链接

医院管理信息系统是一个庞大的工程，包括医院信息系统、物流管理、财务管理、人力资源管理等，人力资源管理信息系统只是一个子系统。做好系统的规划和设计工作，并兼顾其他子系统的互相链接，是确保系统正常运行和发展成功的关键。

（3）加强人力资源信息系统的技术培训

首先，加强医院高层、中层和基层管理人员的技术培训，提高他们对系统的认识和理解，发挥积极作用，并且培训他们的操作能力，熟练掌握系统的操作方法。其次，对人力资源管理信息系统项目组成员的培训，主要是专业知识和系统设计等方面的培训。这样才能充分发挥管理信息系统的性能作用，对人力资源管理工作起到辅助作用。

（4）还应避免该完成的工作没有完成

用户不希望使用该系统或排斥该系统、或成本超支，输出不可靠数据等，应积极努力采取适当的预防措施，保证人力资源管理信息系统的实施和正常运行。

医院的资源是有限的，人力资源信息管理系统的实施肯定会减少医院其他资源，所以要尽量选择适合的人力资源信息管理系统项目。因此，我们必须注意以下三点：①不能片面追求完美。处于不同发展阶段的医院，必须根据其特点、能力发展，绝不能不顾实际情况片面追求完美。我们要"计划全局，分步实施"。②不能"拿来主义"。医院应及时做自我分析，对人员状况了如指掌，对医院网络情况、通信布线情况、其他系统运行情况充分了解，制作一套适合自己、全面系统的方案，避免"拿来主义"、照搬照抄、脱离实际，束缚医院发展。③避免过分依赖。人力资源管理信息系统的理念是要求人力资源管理人员在系统执行的同时，必须把握系统的本质内容，梳理优化业务流程，才能找到真正符合自己的需求报告，从而设计出适合自己的人力资源管理信息系统。

第六章 医院管理模式创新

第一节 医院管理新模式概述

医院管理模式一直以来都是医院管理者和政府决策者高度关注的焦点，它直接关系到医院发展的科学性、前沿性和可持续性。新模式是一种根本的管理理念改革与创新，是针对性与普遍性的结合，涉及组织结构、医院文化、新兴技术、绩效体制、人力资源、经济运作、服务保障等。

一、医院管理新模式概念与内涵

（一）基本概念

1. 医院管理模式

医院管理模式是医院的组织结构、医院文化、规章制度、行为规范、工作流程和秩序的总和，也是医院经营管理活动规律在医院工作中的表现和反映。它要求管理体制健全、领导分工明确、职责权力具体，重视管理人员的培养和提高，有明确的目标，注重质量管理的科学性、可行性，注重工作效率和社会联系等。

2. 医院管理景明模式

医院管理景明模式（王景明提出）是以公共所有制理论（混合所有制的特殊形式）为指导、"二权并重"为架构、"三大特征"为核心、"四方满意"为标准、"五维管理"为手段的医院管理模式。它能满足各级各类医院整体运营管理和医院集团快速复制式发展的需要，确保医院实现区域一流、省内领先及国内外知名的"三级梯"发展目标。

一个理论：公共所有制理论。

二权并重：资产所有权、经营管理权并重。

三大特征：学科精细化分工、护理机场式管理、医院全天候服务。

四方满意：顾客满意、员工满意、社会满意、股东满意。

五维管理：数字化、精细化、规范化、企业化、集团化。

(二) 基本内涵

1. 一个理论

公共所有制是混合所有制的一种特殊形式。

(1) 混合所有制

混合所有制既是一种社会经济成分，又是一种企业资本组织形式。它是股份制的一种形式，既包括公有制经济，又包括非公有制经济，是不同所有制经济按照一定原则实行联合生产或经营的经济行为。

混合所有制的性质由其控股主体的所有制形式来决定，不能笼统地说混合所有制是公有制还是私有制。从资产运营的角度分析，混合所有制已突破了公有制和私有制的界限，因为无论资本来源是公有的还是私有的，都已融合为企业的法人财产。在现代公司中，各利益主体通过治理结构形成一种混合的、复杂的产权安排。

发展混合所有制的主要意义如下：①混合所有制为盘活国有资产存量，促进国民经济快速增长，找到了有效的途径。②混合所有制为实现政企分开创造了产权条件。③混合所有制为资金大规模聚合运作及生产要素最优配置，拓展了广阔的空间。④混合所有制为国有企业顺利转制提供了有利的契机。

(2) 公共所有制是混合所有制的一种特殊形式

在所有制的形态上，不是国有，就是私有，过于绝对化，需要一种或几种"中间"形式的制度安排，如公共所有制。这里的"公"体现政府，也代表全民；这里的"共"体现社会和具体民众，我们大多数的事业单位可以朝着公共所有制的方向改进。企业中，除上市公司已经是公众公司外，许多也可以探索公共所有制的形式。

公共服务是指由政府或公众采购的服务，具有行业准入和行业监管严格的特点，如医疗保健、金融、保险、交通运输等服务。不同产权形式的公司，包括公立、民营和介于公私之间的混合型所有制公司等，不管是什么类型的资本、不管产权比例多少，只要投资公共服务领域就必须接受行业及物价统一监管，成为公共所有制公司；投资医院就必须承担向政府和公众提供医疗保健服务的责任与义务，自然成为公共所有制医院。

（3）医院管理景明模式意在突破体制限制大力发展公共所有制医院

长期以来，国内一直存在公有制对其他经济形式的排斥和歧视现象，既造成了大量社会经济要素的闲置，又无法形成各种经济形式之间的平等竞争，最终导致国有经济战线太长、效率过低，而其他经济形式的优势得不到充分利用。

基于医疗卫生服务属于公共服务、所有医院是公共所有制服务性质的政策设计和实施，使不同投资主体的医院具有公共所有制同一性质、平等地位，不再有公立、民营医院之分，医务人员也不再有高低贵贱之别。基于医疗卫生公共服务理论支持，可以有效促进政府对医疗卫生管办分开、推进医生多点执医、支持鼓励社会资本开办医疗机构等一系列改革。

医院管理景明模式，正是在公共所有制理论指导下，主张对资产保值增值、对合作方互惠互利、对员工持续提高社会地位和经济待遇等原则，公开、公平、开放地与各种形式的法人主体进行合作，组建各种形式的混合所有制医院或医院集团。特别是国家鼓励扶持非公有医院发展的政策环境下，医院管理景明模式力推的公共所有制医院必将大有作为。

2. 二权并重

（1）二权是指资产所有权与经营管理权

资产所有权是资产所有者最基本的权利，简称为产权，表现为资产管理权和资产分配权。经营管理权是指对所有权人授予的、为获取收益而对所有权人的财产享有使用的权利，主要有经营方式选择权、生产经营决策权、物资采购权、产品销售权、人事劳务管理权、资金支配使用权、物资管理权、其他经营管理权等。

（2）二权并重是指资产所有权与经营管理权同等重要

表现在资产保值增值中的作用同等重要，在企业发展壮大过程中同等重要。资本是基础，经营管理是手段。没有资本，经营管理就没有平台与机会；不懂经营管理，资产就不可能自动保值增值，甚至会成为负资产。

（3）资产所有权与经营管理权的目标一致

资产所有者和经营管理者都期望通过对资产有效经营管理取得最大经济效益，但是有的资产所有者并不善于经营管理，这可以通过引入职业经理人，建立现代企业制度，确保取得资产最大效益。

（4）二权并重也体现在资产所有权和经营管理权共同取得

在医院集团发展到一定规模时，可以通过购买直接获得产权，可以通过参股控股获得对资产的处分权；对于暂时无法收购、参股控股的医院要将经营管理技术纳入股份，确保集团对医院资产和经营管理的话语权。

二权并重，一方面是保护原有法人主体的权益，确保资产保值增值；另一方面，也是充分保护经营管理者的权益，使管理者效益通过管理和期权实现。

3. 三大特征

（1）学科精细化分工

推行专业学科精细化改革，实施划小核算单位，使三级科室和护理单元成为医疗、护理和经济的自主运行单位，避免以往传统的综合医院以二级学科为主、三级学科划分不明确、学科专业精细化缺乏的弊端，形成"专科中心—二级学科—三级学科"的新格局。通过公开竞聘学科带头人，有利于岗位成材，有利于专业人才引进，有利于调动每个人的积极性。

（2）护理机场式管理

护理机场式管理是指医护分开的前提下，将医院床位按一定规则划分给若干护理病区，使护理病区作为独立运行单位，工作自主安排，行政管理按"三级学科"运行。护理病区是医院护理经济管理的独立成本核算和奖金分配实体。

护理机场式管理，把护士长同时任命为病区主任，负责统筹病区护理资源、协调和制定病区管理制度，保障各学科专业顾客医疗连续性、有效性和可追溯性。有利于护理管理人员的"责、权、利"的协调统一，使护士长成为护理病区的直接责任人，有利于建立健全配套管理制度，规范调整护理工作流程；合理设置护理岗位，护士角色能级对应。由护理病区分管床位，不分病区，有利于激活床位资源牵引，实现医院床位资源各学科共享，有利于优势学科做大、做强。

（3）全天候服务

通过下放给科主任、护士长按每周40小时排班权力，弹性安排时间，实现

"医院无假日、员工轮流休",使一部分工作人员可以连续休完假期。通过激活节假日闲置的医疗资源和人力资源,实现医院全天候服务,做到在节假日所有诊室全部开放、所有检查检验项目全部开展、所有费用不另加收,既缓解了看病贵看病难问题,还使医院每年额外获得118天节假日医疗收入。

4. 四方满意

医院管理景明模式把顾客、社会、员工和股东四方满意作为衡量医院发展的基本标准。

（1）顾客满意

景明模式把医院接诊的健康、亚健康和疾病状态三类人员统称作顾客,主动对顾客实施全生命周期健康管理。没有顾客的满意,我们就没有发展的空间和市场。顾客满意主要体现在以下三个方面:一是服务满意,通过标准化的服务,让顾客次次都满意;二是疗效满意,用较高医疗技术水平,切实解决顾客的就医需求;三是就医体验和环境满意。

（2）员工满意

员工是医院发展的主力和动力。员工满意主要体现在:一是事业平台明显改善。竞争上岗机制让所有人都有机会,都有合适的位置;集团化发展提供集团内部晋升和跨地区交流,让有思路的人有出路,有作为的人有位置,有创新的人有发展。二是快速提高医疗技术水平。集团将通过改善硬件条件,组织培训,提供学习进修机会,扩大业务量,帮助员工快速提高业务技术水平,争取业务技术跟国际、国内一流医院对接。三是经济条件明显改善,保证现有待遇不变,绩效持续增长。四是宽松愉快的工作、生活环境。

（3）社会满意

卫生行政管理机关和医保合作医疗等第三方付费部门对医院经营管理的满意程度,决定医院等级评定、收费标准制定、是否向医疗机构采购服务并及时支付等。医院应该规范经营、积极实施数字化管理,与相关部门主动接轨,赢得信任,让卫生行政机关和监督部门省心、放心。

（4）股东满意

主要指投资人资产能够实现保值和增值,确保每个股东得到合理经济回报和社会赞誉。

二、医院管理新模式组织实施

医院管理新模式，是一套先进、易行、高效、完整的综合性管理体系。对于管理体系相对落后、效率效益整体偏低、已有一定业务规模的医院，适合整体引进这套管理模式。对总体上管理思路清晰、效率效益较好的医院，可按互补性原则，部分引进、借鉴这套管理模式的核心内容，如护理机场式管理、学科精细化分工、医院全天候服务、企业化管理等内容。

（一）资源调查

1. 调查目的

当一家医院决定整体引进这套管理模式后，首先要对该院的资源状况进行整体、全面的调查研究，摸清家底，分析优势与劣势，为制订科学、正确的整改实施方案做好充分准备。

2. 调查内容

（1）基本属性：所有制性质、产权关系、基本规模（床位、建筑、占地）。

（2）基础资源：人力资源、物力资源（含设备）、财力资源。

（3）生存环境：政策环境（含医保）、市场环境、社会地位。

（4）管理模式：组织体系、学科体系、薪酬体系（含绩效）。

（5）法律安全：诉讼案件、重大合同、严重隐患。

3. 调查提纲

调查提纲一般包括以下七个部分：

（1）一般资料

①医院基本情况概述。

②医院公司及其下属机构的结构图。

③一般性文件，包括医院成立批文和改制批文；医院营业执照、机构代码证、税务登记证；资质证明，二级综合医院、医保定点及其他经营需要的许可证明；医院公司章程及其他内部管理规则；注册资本、股东出资及验资等资料；股东名册，股份转让登记名册，抵押登记册（如有）；土地证，各类房产证；改制

以来股东大会决议记录；改制以来董事会决议记录；医院改制以来的一切重大发展事项的资料。

（2）股东

①截至目前的所有股东及股权比例。

②各股东之间的关系（独立或关联）。

③股权变动的历史沿革。

④有关股权转让的合同及凭证。

（3）重大合同及关联交易

①重大合同

包括设备采购合同、药品及耗材采购合同、建筑及装修合同、租赁合同、借贷合同、抵押及担保合同、管理层聘用合同、其他服务合同。

②关联交易

详细披露公司与关联人士（含股东、联营机构、董事及管理层）的关联交易（例如采购、供应、租赁和其他服务的协议）。

（4）土地及房产

①医院拥有的土地及房产清单（注明有无临建）。

②医院拥有的土地证，有无租赁土地及凭证。

③医院拥有的房产证，有无出租和承租房产及凭证。

④购买土地及房产的合同及凭证。

⑤在建工程情况。

（5）业务状况

①医院各部门、各医疗业务的分类。

②过去3年的收入和成本构成。

③过去3年前10项药品明细。

④过去3年前10项耗材明细。

⑤过去3年的门诊、住院统计。

⑥过去3年各医疗业务的收入、成本、毛利润、收费价格。

⑦目前执行的医保政策。

⑧信息化管理：信息人员数量、结构、分工，在用信息系统及供应商。

（6）人力资源

①组织架构图。

②公司董事资料。

③管理层（院级领导）及分工。

④职工分类（按科室）统计表。

⑤职工分类（按专业技术职务）统计表。

⑥职工福利计划（如有）。

⑦考评和奖惩制度。

⑧职工退休金。

（7）保险

提供有关各类保险资料，包括但不限于以下内容：

①财产保险。

②员工保险。

③第三者责任险。

④有无未解决的保险索赔。

（8）诉讼

①改制以来发生的所有诉讼、调解、争议、索赔及政府调查（包括已解决和未解决的）资料。

②已知的将来有可能发生的诉讼和仲裁的任何资料。

4. 调查报告

在全面、深入调查的基础上，要结合拟引进管理模式的主要方面，对医院现状进行认真分析，提出新模式下的整改建议，形成正式的资源调查专题报告。

如属医院兼并的集团化运作，应结合尽职调查，以尽职调查报告为基础进行整理、定稿。

（二）实施方案

第一阶段：整体引进实施阶段，总时间一般为 6 个月以内，在集团公司派出的管理领导小组直接领导下开展工作，以景明医院管理新模式各项内容全部实施到位、能够正常运转为基本达标要求。这一阶段是景明模式实施的关键时期，它对景明模式引进成功与否起决定性作用。

第二阶段：巩固提高阶段，时间为 6~12 个月，由医院本地化领导班子在集团总公司督导下、按照总公司与医院领导班子共同确定的管理目标和制度要求负责医院日常运行管理工作。

第三阶段：为可持续快速发展阶段，一般在新模式整体引进 12~18 个月之后，医院领导班子在集团总公司的授权式管理下负责医院整体运行管理工作，医院的服务能力、经济效益、品牌形象都进入到可持续快速提升的发展阶段。

（三）宣传动员

1. **目的**

医院管理景明模式的整体引进实施，对任何一家医院都是一件历史性的重大事件，对所有员工特别是医院管理层的思想冲击非常强烈，所以及时做好宣传动员工作具有安全意义，必须引起相关各方的高度重视，提前做好充分准备，以求达到事半功倍的效果。

2. **主要步骤**

（1）及时召开各级宣传动员会。主要包括全员动员大会、领导干部动员宣讲会、机关职能部门新模式引进工作专题宣讲辅导会、科室领导改革方案征求意见会等。

通过这些会议，要最大限度地让全院各级各类人员了解全面引进景明模式的必要性、可行性、优越性，特别是与自身相关事项，要充分地了解、理解，以使其积极配合、主动参与、成为推动改革的促进力量。

（2）充分利用各种媒介宣传造势。要通过悬挂标语、电子屏幕、内部网站、院报等医院现有的各种宣传手段，大力宣传这次引进景明模式的重大意义、医院的三阶梯发展目标、医院要打造的核心文化理念等内容。

（3）宣传动员的主要内容

①景明模式的核心内容。

②医院三阶梯发展目标。

③人才观：如"赛马不相马、人人是人才""让有思想的人有出路、有作为

的人有位置、有创新的人有发展"。

④竞聘上岗的目的意义和操作方法。

⑤信息化管理、全成本核算绩效管理等先进管理方法内容介绍。

第二节　数字化医院建设新模式

国外的医疗信息专家于20世纪90年代率先提出了数字化医院的概念，并且不断加以完善。国内专家提出，数字化医院是指在医疗、教学、行政、后勤等方面运用计算机和网络来处理业务，具有无纸、无胶片、无线网络的"三无"特征的医院管理模式。也有专家建议，把"无漏、无疆、无时限"的新"三无"作为区域协同医疗背景下数字化医院特征。

一、数字化医院的定义

（一）狭义的数字化医院

所谓"狭义数字化医院"体系，是指利用网络及数字技术，有机整合医院业务信息和管理信息，实现医院所有信息最大限度地采集、传输、存储、利用、共享，并且实现医院内部资源最有效的利用和业务流程最大限度优化的、高度完善的医院信息体系，是由数字化医疗设备、计算机网络平台和医院软件体系所组成的、三位一体的综合信息系统。相应地，建立了"狭义数字化医院"体系的医院，便称为"狭义数字化医院"。数字化医院体现了现代信息技术在医疗卫生领域的充分应用，其最终效果是降低医院运行成本，提升工作质量，提高工作效率，提升服务水平。狭义数字化医院是医院自身的、相对独立的信息体系，它依靠医院自身的努力就可以实现。

（二）广义的数字化医院

医疗信息化即医疗服务的数字化、网络化、信息化，是指通过计算机科学和现代网络通信技术及数据库技术，为各医院之间，以及医院所属各部门之间和卫生行政机关提供病人信息和管理信息的收集、存储、处理、提取和数据交换，并满足所有授权用户的功能需求，也可称之为广义数字化医院，这是区域协同医疗的基础。根据国际统一的医疗系统信息化水平划分，医疗信息化的建设分为三个层次：医院信息管理系统、临床信息管理系统和公共卫生信息化。

（三）数字化医院与现代化医院的辩证关系

一是"数字化医院"是医院现代化的阶段性成果。医院现代化是一个漫长而复杂的过程，而数字化医院是医院现代化相对发展到一定阶段的产物，是伴随信息技术和社会生产力的进步逐渐形成并发展起来的，但并不是医院最终的发展模式。

二是现代化医院必定是"数字化医院"。"数字化医院"的建立必然与医院现代化的发展要求相适应，我们也注定要在数字化的大道上越走越远、越走越宽，因此数字化医院的运行模式也必将是未来医院远景的一部分。

三是数字化医院不等于现代化医院。真正的现代化医院不仅要实现硬件设施上的现代化，更要实现软件素质的现代化。数字化医院是一个以数字技术为核心、网络运行为载体的医院构架，在其运作和不断完善的过程中也需要对医院软件素质进行培育和不断提升。

二、数字化医院的特征

数字化医院是以网络化管理为基本模式，以信息化为医院发展的基本动力，以信息技术为增强医院竞争实力的基本手段，以信息化建设为医院发展新的增长点，以信息文化改变人们教育、工作方式和思想观念的新兴群体形态。从信息的角度出发，将数字化医院的主要特征归纳如下：

（一）应用技术高科技化

以信息技术为先导引发的高科技的崛起，构成了当代高技术发展的主流。信息技术及其成果向卫生领域的渗透和推广应用，促进了医院高新技术的开发利用。发展高科技、引进新概念、应用新技术、推广新经验，是提高医院综合效益和竞争力的核心。

（二）医院工作流程最优化

优化流程是信息化医院最重要的运行机制。传统的手工作业工作流程环节多、周期长、通道狭窄，经常发生工作的延误和堵塞。计算机管理彻底改造作业流程，管理部门、工作人员借助信息技术相互沟通，交流灵活，减少了环节，提高了效率，从根本上实现了"把时间还给医生、护士，把医生、护士还给病人"的目的。数字化医院工作流程的优化是以为病人提供最佳医疗服务为基础的，即一切以病人为中心，努力争取最佳的医疗效果、最低的医疗费用、最短的医疗时间、最少的中间环节、最满意的服务质量。

（三）医院管理模式现代化

医院的数字化与管理模式改革是相辅相成的，离开对医院管理模式的改革，医院数字化是不可能真正实现的；离开医院信息系统的支持，管理模式的改革也是不可能成功的。因此，数字化医院必须实现包括医疗行为、行政组织、物业保障等方面的全方位管理模式的规范化，信息化建设过程也是医院管理模式改造、重建的过程。

（四）实现了办公自动化、无纸化

办公自动化包括医院内、外事务的公用设施与场所的自动化。由于办公自动化的实现，人的判断和决策可以实现高质量化和快速化。各类办公文档的草拟、传阅、存档和管理通过计算机处理和管理，通知、公告、检索、电话会议等构成一个复合系统，通过以计算机为主的各种信息技术和手段，实现办公过程即管理过程的信息化。

（五）医院信息文化氛围浓厚

数字化平台成为员工的工作平台、学习平台和交流平台，成为领导层的管理平台和监督平台，成为病人的知情平台和服务平台，成为与外部的交换平台，影响和引领了员工的思维方式、工作习惯，逐步形成了一种利用信息技术来提升自身及医院价值的医院文化。这种文化与数字化建设的结合，形成一种互动和良性的推动力，推动着医院数字化建设和医院核心竞争力的不断提升。

（六）有远见卓识的领导群体

医院的各级领导对充分发挥医院信息系统的功能具有极其重要的作用。他们应具有一定的计算机知识，能率先应用计算机，大力支持信息技术的应用。他们精通管理知识，有管理经验、决策能力和领导能力，能将这些综合能力与医院信息化建设融为一体，促进医院信息化建设。

（七）能够实现虚拟医院运行

广义数字化医院在"老三无"，即无纸、无胶片、无线网络的基础上实现"新三无"，即无漏、无疆、无时限。"无漏"要求医院信息无遗漏，部门、人员、项目信息一个都不能少，所有医院信息能在局域和广域共享；"无疆"指在医院内部医务人员、科室、医院与顾客之间、医院之间和医院与卫生行政及医保合作医疗部门之间信息可以自由交换、交流，没有疆界限制。通过信息系统，可以进行人机虚拟、流程虚拟、角色虚拟等，可以让机器人执行查询、接受评价，实现人机虚拟；后一环节可以共享前一环节数据，实现流程虚拟；物流会计和财务会计共享流程信息，可以减少人员和环节，实现角色虚拟。

三、数字化医院建设

（一）数字化医院建设纲领

1. 领导者工程

实施医院信息系统是一项重要任务，必须加强领导工作，其中最重要的是坚持"一把手工程"。原则就是要求主要院领导和机关领导对系统建设、应用工作的组织协调给予高度重视，亲自参与；主管院领导要真正从思想上和行动上成为医院信息化建设的组织者、领导者和指挥者。要根据系统实施的总体目标，将不同部门的人员组织起来，按照既定的规划和实施计划，有条不紊地进行工作。

成立由院长担任组长的信息化建设领导小组，成员包括医务处主任及主管医疗的助理员、护理部主任及主管护理的助理员、信息科主任、经济管理科主任、药剂科主任、计算机室负责人等。其职责是：对医院计算机网络系统建设和应用进行总体规划；审核和制定系统应用中有关的业务功能、技术规范、工作流程、性能指标和工作制度；负责协调解决医院信息系统建设中的重大难题；部署系统建设和应用中的重要活动；负责医疗工作流程的优化重组；负责信息质量控制等。院长、医务处主任、护理部主任、质量管理科主任、经济管理科主任和信息科主任每周到计算机室集中，现场办公，及时解决工程建设和运行中的问题，从组织、经费、人员三个方面给予充分保证，计算机网络工程领导小组对医院的网络建设进行统一管理与实施。

网络信息系统覆盖下的管理，是信息化、数字化的管理，其精髓在于规范化。没有规范的工作流程、规范的技术标准、规范的规章制度，信息系统就不能正常运转。医院在信息系统建设的全部过程中，要注重围绕确保网络系统的运转，抓好四个规范，推动医院的规范化管理。

（1）优化规范工作流程

对住院登记、临床用药、手术管理等20多项工作流程做优化规范，以文字的形式加以固定，以期取得较好的效果。

（2）按照信息共享要求规范技术标准

信息系统中的技术标准，是指用规范的语言反映特定的事物，如诊疗字典、医嘱字典、价目字典等，是全院人员的共同语言，是系统软件的基础。技术标准的确立，也就是数据字典的定义工作，具有很强的专业性和技术性，必须以专业人员为主，与计算机软件人员和管理人员共同制定。

（3）按照发挥整体功能要求，建立和规范系统运行规章制度

信息系统覆盖了全院所有科室和部门，安全问题、数据维护问题、协调问题等都可能影响系统的运行。

（4）工作流程要先合理化、后数字化

数字化医院建设不是传统医院模式的复制，它是建立以信息化技术为特征的医疗业务新流程、新路径和新模式。首先要实现工作流程的标准化、规范化和最优化，既形成成熟稳定的信息化需求，减少信息化建设过程中的弯路，又能使信息化后的工作流程规范医院的各项工作，从而产生巨大的管理效益。

2. "三结合"工程

医疗卫生信息系统一定需要IT、医务人员、管理人员的"三结合"。发挥知识互补作用，"三结合"的结果自然是"三满意"。一个具有管理需求牵引高度、业务驱动深度的IT自然具有灵性，必然会受欢迎。IT是实现管理需求和业务行为的工具和表达形式，要把信息化建设作为"三结合"工程、系统工程，作为管理模式进行建设才能抓好。

（1）业务驱动

让业务人员充分了解IT，知道应用过程中系统给我们提供什么，要参与其中，而不是手工模式翻版的业务要求。

（2）管理牵引

管理人员从人员培训、实施、做字典库等基础工作抓起，不留死角和"夹生饭"，如医保合疗、合理用药、组织架构与人员代码等。

（3）IT实现

IT人员要积极学习和了解软件，既要做好翻译，又要当好培训主角，保障系统正常实施和使用，尽量减少对IT公司培训的依赖。IT人员也指医院的CIO，既要精业务、懂管理，又要会经营。如果IT人员不懂业务、管理，也不知道经营的目的是什么，难免被"挨踢"。

在管理人员和业务人员还不懂得什么是信息化的时候，医疗机构的IT人员凭着对IT知识技术的掌握和建设信息化的热情，采取照葫芦画瓢方式实现信息化，满足了部分管理和业务工作需要，也实现了对管理人员和医务人员的IT扫盲。

从IT企业与医疗机构的关系看，医疗机构从管理和业务两个方面进行了流程优化和组织重建，使信息化建设符合医疗业务与管理实际的要求，IT企业如果不能在信息系统设计、实施过程中重视业务驱动要求，在管理上不能满足横通互联和区域协同医疗要求，信息系统自然不被欢迎，难以推行。

卫生信息化日益进入新的阶段。IT作为实现业务自动化和管理精细化的工具，必须时刻为管理和业务服务。在IT设计实施过程中，一定要征求业务部门和管理部门意见，按照信息化建设和管理要求，进行流程优化和组织重建，满足业务驱动和管理需求牵引要求，IT建设就能够实现与管理和业务的"三结合"。

医院信息化建设强调"一把手工程"，但不是投入就一定有好的结果。有一些大医院 IT 投入足够，甚至同类的 IT 系统可以有几个，但在实施、整合的过程中，必然涉及流程优化和组织重建，没有"一把手"牵头和"三结合"；医疗卫生信息化也只能是面子工程。

3. 全员工程

（1）广泛动员全员参与

医院计算机网络建设是一项涉及全院方方面面的复杂工程，从网络布线到软件的运行都需要全员参与。医院在全员发动的基础上，根据信息系统对不同人员的要求，将人员分成医护药技、科室领导和机关干部三个层次，明确任务和职责，为系统的运行奠定坚实的基础。

数字化医院应该没有死角，这是衡量一个医院信息化水平的关键。数字化改变了工作模式，从信息采集、过程管理等方面，要求信息无缺项、部门无孤岛，不会应用计算机就不能工作。要重视全员培训，制定和应用数字化医院规章制度管理，提高管理效率和智能辅助诊断水平。

（2）更新观念调整模式

现代医院管理方法的运用和医院信息系统应用的开展，对传统的组织形式和管理模式提出了挑战，某些传统的组织机构和管理模式成为信息化的绊脚石。例如，医院信息系统的运行改变了医院传统的门诊收费与取药流程。以前，病人凭处方先到药房划价，后到收费处缴费，最后再到药房取药，流程烦琐，全程手工处理，错误难免，而且信息无法共享和再利用，药房药品的流失无法控制。运行医院信息系统以后，可以做到信息流动，病人不动。病人凭就诊卡可以在任一环节实现缴费，药房根据计算机信息备药、发药，流程简单。信息可共享和再利用，减少错误，还能堵住药品流失。但实行起来阻力颇大，因为，收费处对医院信息系统的不熟悉和面临流程优化、组织重建和减员增效的压力等。

（二）数字化医院建设内容

1. 数字化医院建设理念

（1）信息化建设是一个过程

信息化建设是一个没有起点也没有终点的长期过程。一个计算器叫信息化，一个门诊信息系统也叫信息化。

从门诊收费工作站孤岛，到区域医疗、健康信息共享，反映出不同时期的数字化标准。医院信息化已从先知先觉的自觉行动，变为后知后觉的被动行动。当前卫生行政、医保合疗等部门已有明确的具体要求。我们要有先知先觉的意识，信息化建设可以为医院提供很好的平台和基础。

（2）横通互联是基础

要做到医院内部信息真正的横通互联，同时也要在医院之间、政府及全球健康产业中共享信息。在医院内部，健康信息是整个数字化方面非常重要的内容，能够做到内部共享、区域共享、横通互联，才能实现数字医疗、数字城市，继而到数字中国、数字地球。

2. 数字化医院管理模式建设

利用信息平台进行模式改革，建立符合信息化规律和管理要求的新模式。

（1）信息化建设强调"通用"

① "通"是基础

新时期医院信息化建设的"新三无"，即无漏、无疆、无时限。

无漏。一个人、一条医疗信息、一条医院信息、一个医院部门都不能少。医院所有部门和每个人都会借助计算机完成业务工作；医疗信息全部纳入电子病历，历史病历扫描为电子病历；医院信息包括后勤、政工等全部电子化，纳入管理。无漏的基础是无纸、无线、无胶片。

无疆。线路畅通，带宽足够。医院内局域网实现有线、无线全覆盖，通过防火墙访问外网，外网通过 VPN 连接局域网，消除内外网疆界，实现在有互联网的任何地方、任何时间都能工作，可以书写病历、下达医嘱。

无时限。信息系统的不间断服务，使医院门诊、住院、医技部门为病人、医保合疗管理部门提供全天候服务，实现包括节假日和 8 小时以外时间的服务，做到所有诊室全部开放、所有项目全部开展、所有费用不另加收。

② "用"是目的

数字化建设的高级阶段——虚拟化。

人机虚拟。机器替代人进行工作，如自助触摸屏和顾客手机进行挂号、查询、知情同意评价等。

流程虚拟。应用腕带技术，护理"三查七对"流程可以精简为"一查一对"，即确认腕带正确地佩戴在病人身上；护理可以共享身份信息、检查检验、病历记录信息，只须关注重点，记录干预措施和效果。

角色虚拟。财务表单完整信息采集填写，可使流程中部分角色虚化或虚拟。在流程中进行查对，前一个环节为后一个环节服务，后一个环节为前一个环节把关。

机构虚拟。把药品材料一级库虚拟并入二级库，二级库提请采购要求，一级库落实采购直接入二级库，仅此一项压减一级库存1/3，减少医院资金的沉淀和提高运行效率。把门诊药房与病房药房合并，使在不同货位摆放的药品方便调剂，不必再进行药品调剂出库或借药等程序。

（2）医院管理向精细化转变

床位机场化：以护理机场式管理为基础的医护分开核算，全院床位资源由各护理单元管理，向全院临床医生提供使用。患者产生的收入与成本可进行精确分割至医、护、技，调动护理人员工作积极性。护理部对护理单元进行专业收治准入资格考核，任命护士长为病区主任，协调病区内各学科业务活动，使护理真正达到专业，护士得到尊重、收入得到提高。

核算最小化：通过全员竞聘产生主任、护士长，按照专业精细化要求进行三级分科，核算到班组和个人，实现核算单位最小化，调动班组和个人的工作积极性，使一大批年轻医务人员走上专业化、精细化发展之路，成为业务专家、管理行家。结合绩效考评形成能者上、平者让、庸者下的公平竞争氛围。

专业精细化：确立科室发展专业方向，术有专攻、业有所长。在实行组织结构精细划分的基础上，将医疗、服务、后勤保障、行政管理、市场营销等全部纳入质量管理与绩效考评体系。

（3）决策趋向智能化，考评有数据，决策有依据

应用可持续发展评价体系，从质量服务、规模效率、经济效益、科技成果、团队建设等方面，对二级科、三级科、护理单元、医生、护士进行讲评，实现绩效考评数字说话。

第三节　医院文化建设新模式

我们正处在一个改革发展不断深入的时代，社会的各个行业和领域都在发生深刻变化。作为引领医院思想行为导向的文化建设，能不能跟上社会发展变革的步伐，适应国家改革政策的变化，是医院建设发展的关键。因此，只有及时更新理念，内容充实新颖，才能保持医院文化的先进性和时效性。

一、创新是医院发展的不竭动力

当今社会发展趋向多元，人们的思想空前活跃，各种观念不断涌现，"以人为本""人性化服务""人性化管理"等以"人"为出发点的经营管理理念也逐渐深入人心。作为面向社会、面向大众、服务人民健康的医疗领域，也不可避免地需要重新审视自我，审视自己的历史，审视自身的发展过程和精神文化遗存，并不断借鉴中外优秀企业文化发展所取得的丰富内涵和宝贵的思想成果，逐步建构起适应混合所有制经济体制所需要的公共所有制医院管理制度。而医院自身从精神理念、经营哲学、价值追求，以及目标的再建与重构，都与社会的变化紧紧连在一起。医院先进文化的确立，有助于打破经验管理与科学管理之间的藩篱，有助于清除管理者与被管理者之间的心灵壁垒，有助于构筑起医患之间互信的平台，从而真正建立起以"人"为出发点的现代医院管理制度，并由此树立起自身独特的医疗服务品牌，使医院文化步入良性循环发展的健康轨道。

（一）创新文化建设的概念

文化建设创新是顺利开展创新活动的前提和基础，是为创新活动提供强大精神动力的源泉。文化建设创新就是要努力营造激励创新、追求创新的文化氛围，培养对知识永恒追求的科学精神、求真务实的科学态度、充满活力的思维方式和"百花齐放、百家争鸣"的学术氛围。

医院文化创新的最终目的是不断增强医院文化的吸引力、感召力和影响力，确保医院建设的正确方向，实现医院员工的全面进步，促进医院各项事业的可持续发展。

（二）医院创新文化建设的意义

随着知识经济和经济全球化的发展，医疗市场的开放日益扩大，医疗市场的竞争也日趋激烈，以工作人员的素质和智力为核心的人力资源，已成为医院建设发展最为宝贵的财富。医院文化的建设也逐步构成医院赖以生存发展的重要根基，成为反映医院综合实力的重要标志。

一是贯彻科学发展观理论和习近平新时代中国特色社会主义思想的需要。科学发展观和习近平新时代中国特色社会主义思想是马克思主义中国化的最新成果，是指导我国改革开放和社会主义现代化建设事业的强大理论武器。

二是适应医院改革发展形势的需要。文化作为社会存在及其政治思想的反映，由非意识形态和意识形态两部分构成，前者指科学技术、语言等，后者指世界观、人生观、价值观。先进医院文化的建设目标是促进医院全体工作人员牢固树立正确的世界观、人生观、价值观，抵制和消除落后甚至腐朽反动的文化，全心全意为人民健康服务。而正确的思想意识在社会发展的不同时期也有不同的内容，医院文化创新是发展先进医院文化的前提和基础，是发展先进医院文化创新的要求和目的。

三是实现医院工作人员全面进步的需要。人的发展不仅取决于物质，更取决于精神。人的全面发展是一个不断进取的过程和不断创造的过程，也是一个不断用先进文化取代落后文化的过程。在这个过程中，文化创新具有不可替代的重要作用。医院文化的创新重在强化人本管理，培养团队精神，树立奉献精神，实现社会价值和个人价值的统一，从而有助于启发和挖掘工作人员的潜能，充分调动工作人员的能动性和自觉性，实现医院人力资源的自主开发，有效整合医院员工各类知识资源。

四是打造医院核心竞争力的需要。核心竞争力是一个医院独有的价值观念同所拥有的各项资源整合下表现出来的整体行为能力，是医院获得可持续生存与发展的基础和源泉。医院文化是一种以人为本的管理理念，重在培植健康的医院精神、价值观念、医院道德、医院风尚，以及包括物质环境和人文环境在内的医院环境，而在医院中占主导地位的价值观念是构成医院核心竞争力的无形因素。

二、医院创新文化建设的原则与方法

医院文化创新，是医院个性现代化、精神现代化的必然要求。文化创新，形式各异，内容广泛，涉及情况不少，需要解决的问题很多。最为关键的是要讲求"入路"的技巧和方法，坚持正确的原则，舍此而谈创新，似舍本逐末，缘木求鱼。

（一）医院文化创新的原则

1. 先进性原则

医院文化失去"先进性"，就失去文化的存在价值。医院文化的先进性，就其个性而言，应以医院自身传统基础为起点，而不是脱离本院实际的简单模仿和"赶时髦"。如评选先进个人和科室时融入医院文化元素，杜绝"轮流坐庄"式的照顾，用工作质量、理论考试、技术竞赛、病人评价等硬指标衡量，被评上的有自豪感和荣誉感，没被评上的心里服气、有差距感。

2. 时效性原则

文化创新，要讲求投入产出，讲求适时效应和质量效益；过时、失效、落后的创新是"白折腾"。所以，要在第一时间，用最新思想理念，采取高效的方法举措，引领医疗服务文化的新潮流。

3. 正确性原则

坚持医院文化创新的正确性，就是要符合国家的政策法规，适应人民渴望健康的需要，保证医院健康发展的正确方向，坚持靠社会效益带动经济效益。

4. 群众性原则

"三个臭皮匠，顶一个诸葛亮。"医院文化，要发动员工人人出点子，个个搞创新；创新的文化模式，要组织尽可能多的职工来参与；要尊重、保护职工的首创精神。"众人拾柴火焰高"，只要职工都行动起来，各种矛盾、问题就会在创新中得到解决。医院文化创新的群众性，本身就是一种文化创新。

5. 可行性原则

医院文化创新的"设计"，要能投入"生产"，有具体实在的操作程序和运行办法，能够落实兑现，为工作人员喜闻乐见。比如，根据群众对医疗价格的疑虑，创造性地提出单病种基本医疗限价服务，有效解决患者看病难、看病贵的难题。同时，在门诊各楼层增设挂号、计价岗位，实现任意窗口挂号、刷卡，减少烦琐程序，方便患者就医。

（二）医院文化创新的方法

1. 连环出新法

例如，鉴于观念老旧，政令不畅，医院创设科级干部考核新办法，变换新举措进行考核，先要求科级干部当即出示各种基础管理资料，交院机关"亮相"，评审打分，记录考核成绩；再以此为基础，组织全院科级干部参观评议，分析优劣，取长补短，督促提高。

2. 比较筛选法

比如，先进有多种评法，从上而下布置，从下而上推选，似很"公允"，实则一人提名，众人附和，心各有"志"；也有搭配名额，照顾"面子"，轮流"坐庄"，"就那么回事"者；还有不限指标，以实绩事迹为准、多则多评、无则不评之举。相比之下，前两种做法老旧庸俗，后者新颖独特，合理有效。比较筛选，就是将几种方案放在一起对比分析，选其优者用之。

3. 引申拓展法

如原想将电视新闻、特写、专题等分类存盘，院内回放，宣传医院，感染职工；后把这些宣传内容发到网络，在全院播放收看，扩大范围；再借电脑摄制传送各类先进模范"风采录"，制作光盘赠个人做纪念，生发出一串串新做法，创造出文化建设的诸多新成果。这种由浅入深，由点及面，由创新萌芽放大、引申、转移、拓展至另外数起工作的创新，谓之引申拓展法。

4. 联想假设法

联想，是由甲概念想到乙概念的过程；假设，是运用想象力假定条件或结果而寻找创新思路的一种方法。通过正确文化观念的联想，设计出新的工作方法和服务模式，并在实践中加以应用，就可以创造更多的新方法。

5. 基础再造法

基础再造法是对原有模式的更新改造。例如，把学习宣读文件方法配以本院电视录像，下科室或现场观摩，调研讨论，检查指导等效果较好。

6."触景生情"法

调查、走访等活动中，看到现实问题，联系具体工作，就会"见景生情"，"临场发挥"出新思维新方法。习近平新时代中国特色社会主义思想理论的创新，很大程度上就是在调研、解决诸多现实问题的基础上逐渐形成的。

三、医院创新文化建设的实践

医院文化建设是一项庞大的系统工程，不仅要建起一套自身的医院文化体系，根本的还是要真正发挥作用，收到效果。文化建设重在建设，难在实践。要针对医院自身特点，结合自身的实际，深入研究探讨，广泛征求意见，通过准确定位，找准切入点和着力点，形成自己的文化体系。

（一）追求先进文化理念，形成医院发展愿景

医院通过管理、机制、制度的创新，各项建设能够取得长足发展。但是，要向更高目标迈进，实现跨越式发展，必须认真把握医院建设的特点和规律，解决好价值追求和奋斗目标的问题。以往，虽然医院在机制上解决了与市场经济不相适应的问题，但是正确的发展观和利益观仍然没有得到很好的确立，团队意识和协作精神没有得到真正的体现；通过严格医疗制度，虽然规范了医疗行为，但是被动服务、生硬执行的问题仍然存在，以病人为中心的服务观还没有变成自觉行动；通过现代理念的灌输，求发展、想改革成为医院思想的主流，但是注重个体发展、缺乏科学的竞争意识，不能把个人的追求与医院的发展有机的融合。这些问题的存在，表面上是一些人员思想观念落伍、价值取向偏差、行为习惯滞后，实质上是与先进文化的差距。创建医院文化最首要的就是确立全院人员的共同愿景和不懈追求的奋斗目标，让文化成为激励人、塑造人的原动力。

把先进文化理念作为引领医院方向的基本。先进文化理念是医院科学发展的思想之魂、统揽之纲、行动之据。我们思考问题、做出决策、推动工作都坚持以

文化理念为指导，提出和确立"建设一流现代医院"的奋斗目标，制定"坚持以病人为中心，走质量效益型内涵发展之路"等一系列改革思路，推行绩效管理、科主任竞争上岗、"医教研一体化"模式一致改革等，使医务人员在先进文化的实践中，看到医院发展的前景，自觉为医院发展而奋斗。

把先进文化理念作为提高人员综合素质的有效方法。先进文化理念是一种科学的思维方法和工作方法，要注意用这种理念帮助医护人员诠释价值观上遇到的困惑，指导工作中的能力建设，解决生活中的现实问题，缩小个人需要与集体利益之间的差距，增强全体人员的技术、服务、道德等综合素质。让大家懂得素质的全面提升是人员本质的进步，是文化理念内在的要求，也是医院科学发展和建设的必然结果。

把先进文化理念作为建立现代管理制度的重要基础。先进文化理念是指导现代管理制度科学高效运行的思想基础，现代管理制度必须融合先进文化的指导才能发挥最大的效益。要在绩效管理方案中体现先进的文化思想，实行严密规范的"全成本核算、大质量管理、按业绩奖励"绩效方案，形成市场经济条件下医院完整科学的管理模式，焕发每个人的积极性、主动性和创造性；主动与国际质量标准接轨，全面打造医院品牌，增强全员的竞争意识和发展意识；探索"三级分科、医护分开"用人制度改革，让医院人事管理和利益分配更加具体化、精细化、透明化。

（二）打造独特文化内涵，夯实医院发展底蕴

抓住根本，充分汲取先进文化精华。坚持以科学的理论武装人，以正确的舆论引导人，以高尚的精神塑造人，以优秀的作品鼓舞人，大力发展先进文化，用公共所有制理论指导医院建设，提高医院核心竞争力。

认真继承，大力发扬自身文化传统。每个医院都有自己的光荣历史，也都创造了许多优秀文化传统。继承这些优良传统，汲取文化精髓，不仅可以提高建设层次，便于员工接受，而且易于落实。许多医院创造的活泼的文化形式、丰富的文化内容、精彩的文化创意，积淀了优良的创业文化和奉献文化，具有很强的凝聚力、感召力和战斗力，深受医务人员认同和喜爱。新的历史时期，这些传统文化仍然是医院的宝贵财富，必须大力继承发扬，让全体人员接受传统文化的熏陶

和鼓舞，增强荣誉感、焕发自豪感、催生责任感。医院每完成一大项任务，都要用文化活动的形式再现当时的生动场面，医院建设取得新的发展、受到上级表扬时，也通过文化仪式进行宣扬，激励大家发扬成绩，再创辉煌。

大胆借鉴，广泛吸纳现代文化成果。用开放的思维、广阔的视角、恢宏的气度，积极吸收一切有益的现代文化成果。对社会上的文化现象、文化信息，做到嗅觉灵敏，及时捕捉，甚至到国外考察不忘文化建设。近年来，信息传播更加便捷，各种信息的接受非常广泛，使得我们可以从海量信息中学习经验，丰富文化。利用各种机会走出去，实地参观学习，感受中外文化对单位建设和发展所起的效力；组织机关人员对"如何看待利益分配、参与公平竞争、自主创造品牌、扩大人力资源"等类型的价值理论和管理观点，进行梳理、挖掘，引导人员析事明理、辨别正误等适用于医院的文化观点，丰富文化内容，充分体现医院文化的先进性和现代性。

（三）致力于改革创新，积极构筑和谐医院文化

和谐社会是民主法治、公平正义、诚信友爱，充满活力、安定有序、人与自然和谐相处的社会。建设和谐文化，是构建社会主义和谐社会的重要任务。医院是社会的重要服务机构，是构建和谐社会的重要组成部分，构建和谐医院必须建设与之相适应的和谐文化。

靠创新理论统领和谐。紧紧抓住以病人为中心这一核心内容，修订完善医院绩效考评内容，本着简洁、高效、实用的原则，促进医院文化有效落实，赋予医院新的文化内涵。

靠科学发展促进和谐。党的十八大提出了和谐发展的要求，体现了发展促进和谐，和谐带动发展的辩证统一。医院要和谐首先要发展，要按照科学搞建设、务实求发展、改革增效益、和谐做保证的指导思想，突出抓好倡导和谐风气、规范医疗秩序、提高科技能力三个重点，推动医院在发展中促进和谐，用和谐促进发展。总结宣扬和谐科室、先进个人的典型经验事迹，让大家学有目标、赶有榜样。不断加强医院硬件设施建设，尽早改善医院医疗和生活环境，促进人与环境更加和谐。要正确处理病人需求、经济效益、社会和谐三者的关系，在任何时候、任何情况下都不能偏离医院服务为人民的方向，真正做到无论形势如何变

化，全心全意为人民服务的宗旨不能变；无论医院如何改革，医疗服务的质量不降低；无论市场经济如何发展，经济效益和社会效益协调发展不动摇，切实提高医院和谐建设的水平。

靠依法规范支撑和谐。没有规矩不成方圆。政策法律、规章制度是构建和谐医院的重要依据和根本保证，构建和谐医院必须坚持依法规范工作。组织开展"学法规、守法规、用法规"活动，认真学习医院管理、医疗质量、核心制度等政策规定，加大考核力度，做到依法办事、依法行医、依法服务。强化规章制度的执行力，把依法规范作为思维方式确立起来，把落实制度作为日常养成坚持下来，把遵规守纪作为基本要求突出出来，真正建立起正规的管理秩序、工作秩序。

靠人文关怀增进和谐。提倡医学人文关怀是 21 世纪医学发展的主旋律，它不仅是医务人员职业的新标准，更是对医疗服务行业的新期望。这就要求我们除了具备业务能力外，还必须具备人文素质，成为医学人文精神和人文关怀的倡导者、实践者。要转变思想、更新观念，充分认识到医疗市场竞争不仅是医院医疗技术、设备条件的竞争，更是"人文服务"的竞争。教育大家认真学习理解人文知识、树立人文理念、培育人文情感，设身处地考虑患者的心理感受、生活质量和承受能力，在完成医疗工作过程中，尽量顾及患者心理情感上的需求，引导大家明确医护人员和病人是同一战壕的战友，疾病才是共同的敌人，让患者充分信任医生，心情愉悦地积极配合接受治疗。要努力创造人性化的就医氛围，视患者如亲人，把患者当朋友，从点滴细节入手，多倾听、多关爱、多沟通，用博爱之心温暖患者。维护患者权益，保障患者利益，建立良好医患关系。

靠公平正义维护和谐。没有公平，就没有和谐；没有正义，就没有活力。公平正义，既是和谐建设的重要方面，也是检验一个单位和谐与否的重要标志。要尊重群众主体地位，做决策注重听取群众意见、解难题注重集中群众智慧、干事情注重发挥群众作用，做到重大决策问计于群众、难题攻关借力于群众、敏感事务公示于群众，让他们感受到作为医院主人翁的尊严和光荣，自觉为医院建设发展贡献力量。各级领导办事要出于公心，用公平公正赢得大家对组织的信任、用公平公正调动大家的工作热情、用公平公正激发大家的奉献精神。修订完善绩效方案，按照多劳多得、效率优先、兼顾公平的原则，建立健全科学合理的利益分配机制，把促进医院发展与保障人员利益统一起来，让全院人员共享医院改革发展成果。

第七章 "互联网+"时代医院管理创新发展

第一节 信息化建设与医院管理创新

一、我国医疗卫生信息化建设新规划

(一) 依托区域卫生平台，促进优质医疗资源纵向流动

在促进优质医疗资源流动中，重点加强远程医疗，建立县、乡、村三级医疗保障网。以县级医院为节点，因县级医院能起到承上启下的作用，让所辖的基层医疗卫生信息到达县医院。县医院再和大型三级医院实现远程医疗。县医院平台也要依托区域信息平台，因县医院平台是区域卫生信息平台的一个组成部分。促进医疗卫生资源的纵向流动，要依托三级平台的建设。同时要加强远程会诊和远程教育，以及预约会诊、双向转诊等服务。

目前，很多省市正在实施和建设基层医疗卫生信息化建设项目。这个项目使得很多省市通过云技术和平台技术的相互结合，来促进和落实基层医疗卫生信息化建设，从而促进数据向下集中，服务向下延伸。要发挥医联体的作用，需要使医疗联盟、医联体率先和所连的医疗卫生机构实现信息标准化和信息的交换。

区域检验影像病理中心是下一步建设的重点，也是促进优质医疗资源纵向流动的重要手段。区域检验影像中心依托区域卫生信息平台，与所辖的医疗卫生机构、公共卫生服务机构和社区卫生服务中心等实现连接，提供整个健康管理和指导，从而对医疗机构建设提供大数据的支撑。

当前医生多点执业也是促进医疗资源纵向流动的重要措施。它也是依托区域

医疗信息健康平台，医生的相关资格和相关信息在区域平台上都有。在规范和支持医生多点执业方面，区域卫生信息平台发挥了十分重要的作用。

国家正在推进深化公立医院改革，其中非常重要的一部分是医院信息化建设。它是以电子病历为核心、以患者为中心，各个业务系统生成大数据中心，继续推进以电子病历为核心的医院集成平台建设。

公立医院在综合改革中，实行新的薪酬制度。它的依据是医院的绩效服务评价，其中重要方法之一是基于 DRG 的医院绩效管理。通过医院信息系统采集很多数据，包括病案首页。病案首页是形成 DRG 分组的重要来源和依据。

分级诊疗是公立医院综合改革的一项重要任务。分级诊疗首诊在基层，要加强基层医疗机构的信息化建设。真正实现双向转诊，还要依托区域医疗信息化平台：由基层到大医院，再由大医院通过区域平台到康复机构，实现院前、院中及院后的连贯信息服务。通过区域平台及上下联动，实现远程医师多点执业。

在加强以电子病历为核心的医院信息化管理方面，特别强调电子病历的有效应用。目前，很多医院都建设了医院信息系统（HIS）。电子病历在如何以患者为中心的理念上发挥作用，主要分成三个阶段，现在我们特别强调电子病历的有效应用，它是以患者为中心、以提高医疗服务质量为核心的。

基本药物制度是国家深化医改的一项重要任务，特别是国家药品保障综合管理系统的建设，为实现基本药物制度和药物价格的放开发挥重要支撑保障作用。目前，国家药物综合管理平台已建立。

国务院要求普及居民健康卡，实施惠民工程。在国家卫健委领导下，要积极推进居民健康卡的便民、惠民作用。

基于大数据的科学决策与监管，已建立了统计、直报和生命登记信息系统。国家正在大力推进国家医疗健康大数据中心，目前已经有这些相关数据的信息，同时加强和各个业务应用平台的连通，特别是将来国家医疗健康卡数据中心的主要数据来源是和省级平台的对接，这样才能构成国家医疗健康大数据中心。

（二）"互联网+"时代医疗要融合发展

在"互联网+"时代，医疗健康必须依托互联网。互联网已由单向互动的 Web1.0 门户时代，发展到实时互联、各取所需的 3.0 大互联时代。这为"互联网+"在医疗领域的应用奠定了基础和广阔的市场。"互联网+医疗健康"包括以下四个基本要素：以互联网为依托，以信息技术，以及云、大、物、移为手段和支撑，与传统医疗服务深度融合，产生医疗健康服务的新业态。

"互联网+医疗健康"之所以火热，有以下四大驱动：需求驱动（医疗服务驱动）、政策驱动、技术驱动及资本的驱动。要真正改变过去以业务系统信息化建设为核心向以人的健康为核心一站式服务的转变，"互联网+医疗健康"能够发挥重大作用。

传统的医疗服务模式存在诸多痛点：医疗资源配置不合理，医院就诊环境及医疗效率有待提高，存在"三长一短"现象，药价虚高、用药不透明，诊疗和康复在某种程度上存在脱节。"互联网+"要和传统医疗服务模式结合，产生变革和创新。

"互联网+医疗健康"要依托区域卫生信息平台建设。无论是个人健康管理，还是分级诊疗、居家康复，区域卫生信息平台的建设都显得尤为重要。真正通过"互联网+医疗健康"依托区域卫生信息化建设，实现分级诊疗，降低医疗费用，实现健康管理。

从"互联网+医疗健康"转换成"医疗健康+互联网"，会产生哪些新效应？"互联网+医疗健康"是互联网怎么为医疗健康服务；而"医疗健康+互联网"主要是指医疗健康需要什么，互联网能做什么。这种思维的转变，在"医疗健康+互联网"这个环路中，各个角色诉求是：患者希望便捷就医，健康管理，个性化医疗以提高服务质量；医生希望提升自我、体现价值，多点执业，个性化服务；医院提供优质服务，缓解矛盾；医保要控制费用，实现信息的共享；药企希望药品研发和精准营销；政府希望市场准入，行业监管。

二、信息化建设的未来

（一）助力精细化管理

医院资源规划（HRP）概念来自企业资源规划（ERP），需要首先借助一体化的信息系统架构来消除院内的信息孤岛，再通过补充完善或延伸拓展现有信息系统的功能来加以实现。目前有些医院不但部署医院资源规划，而且实现了医护人员的绩效管理，用以全面考核医护质量和成本核算，不但使医院的资源得到了有效的利用，而且促进医疗向良好的方向发展，并从一定程度上改善了医患关系。

（二）移动医疗常态化

5G移动通信的普及和5G移动通信的提前实现，同时资费的不断下调是国家战略。"互联网+"战略能够更好地得到实施，也就使移动医疗能够更加蓬勃发展，加快普及速度。

1. 用于医疗服务全程监控

移动医疗无处不在，网络将医疗行为的各个环节和链条有机地连接在一起，形成医疗全过程的闭环管理。任何过程和环节发生问题都可以及时发现和控制。如医疗质量闭环管理、检验检查的闭环管理、医用耗材的闭环管理等。

2. 用于提高医务人员的工作效率

移动医疗的数据传输、数字识别、信息共享技术，取代了或大部分取代了以往的人工操作，大大提高了工作效率，例如移动查房，移动咨询和会诊（包括医生多点执业），移动随访，移动护理，移动体征采集仪器对患者条形码的识别，体温、脉搏、血压等的传感采集，心电遥测，医院内各种健康信息的自助采集，人体经络像、热成像等基于中医药传感技术的智能采集诊断与远程诊疗，重症性呼吸综合征等急性传染病患者基于传感技术的医疗监测、跟踪定位、防脱逃系统，以及人体芯片与传感技术应用等。

3. 用于三级诊疗

中心医院、市县级医院、基层医院三级诊疗体系的形成和逐步巩固，除了政策的推动，不断完善的移动远程医疗的推广、应用和普及起到关键性的技术支撑作用，通过移动远程医疗进行及时和实时的会诊成为趋势，也必将成为常态。互联网医院是移动医疗的一种高级模式，但是互联网医院触动了太多部门及人员的利益，目前的医疗体系又存在太多的问题和阻力，几乎所有的移动医疗商家都在积累医院和医生资源，但同时又要根据政策进行风险规避。

通过信息的流动代替了人员、物质和设备的流动，减少了患者和家属请假、交通和食宿等费用或往返医院的交通费用。资源共享，更便于检查检验结果的互认，减少重复检查也降低费用。

（三）系统集成常态化

伴随临床和管理部门越来越多的需求，各类信息系统不断入驻医院，信息化已经不再是医院信息系统一家独大，需要研发更多的接口去实现异构系统的集成。集成平台、接口库等许多技术逐渐落地。一个复杂系统的成功上线往往由多家厂商协作完成。

（四）临床诊疗决策支持系统

决策支持系统是信息系统应用概念的深化，是在信息系统的基础上发展起来的系统，即能参与、支持人的决策过程的一类信息系统。它通过与决策者的一系列人机对话过程，为决策者提供各种可靠方案，检验决策者的要求和设想，从而达到支持决策的目的。决策支持系统一般由交互语言系统、问题系统，以及数据库、模型库、方法库、知识库管理系统组成。在某些具体的决策支持系统中，也可以没有单独的知识库及其管理系统，但模型库和方法库通常则是必需的。由于应用领域和研究方法不同，导致决策支持系统的结构有多种形式。决策支持系统强调的是对管理决策的支持，而不是决策的自动化，它所支持的决策可以是任何管理层次上的，如战略级、战术级或执行级的决策。临床决策支持系统是指针对医学问题，利用计算机、知识库和各种算法模型，通过人机交互方式改善和提高诊疗决策效率的系统。它可以采用多种不同的方法来构建和实现临床决策支持系统功能模块。分析现行的临床决策支持系统建模过程，一般包括如下基本方法：贝叶斯网络、人工神经网络、遗传算法、产生式规则系统、逻辑条件、因果概率网络等。医学知识和疾病的复杂性导致了在设计该系统时需要考虑非常多的内部和外部因素，在过去的研究中更多地朝人工智能的方向发展。

第二节 物联网技术与医院管理创新

一、医疗物联网

（一）医疗物联网概述

随着物联网技术的发展，医疗行业兴起了移动医疗的热潮，移动医疗的核心是管理观念的转变，从业务系统转向对象管理，这也是物联网的原动力。医疗物联网就是让所有的系统要基于患者，围绕患者的是医师、护士、药品、器械，把所有跟患者有关的系统，有序地按照一定的标准和规范进行管理，在其控制下进行运作，保障医院的医疗安全和医疗质量。医疗物联网的特点在于连接的物体与医疗相关，包括医务人员和患者的标识、计算机终端、医疗器械、药品、医疗仪器、可穿戴医疗设备等。这些物体是医疗过程的一个终端、一个节点或一个对象，在医疗过程中能够产生、采集、处理数据，对这些物体的连接、监测和控制就能实现对医疗过程的管理。

医疗物联网的实质性内容必须突破空间。医疗物联网有可能是健康档案，有可能是人一生的全程健康记录，它比普通的物联网更有突破性的解决方案。例如，远程无线健康体检管理系统，可建立个人电子健康档案，对影响个人身心健康的危险因素进行管理和干预，并定期进行干预效果评价与管理，从而有效降低影响个人身心健康的危险因素；又如智能婴儿管理系统，利用无线通信技术，能够对婴儿进行实时定位，当婴儿处于未授权区域或佩戴的智能腕带被人破坏时，控制中心将会发出报警信息，有效防止婴儿被盗。

在医疗物联网中，传感器有很多种类。医学传感器采集人体的生理信息，例如血压计、体温计、血糖仪、监护仪、心电图机、DNA 芯片等；机械传感器采集人体、物体的位置和动作信息，例如加速度传感器、活动传感器、陀螺仪、定位器、计步器等。基于各种类型的传感器，医疗物联网的应用也日益丰富，如基于可穿戴医疗设备的各种健康保健、疾病管理和医疗康复、医院内的消毒物品和手术器械追溯管理、医疗设备物资管理、患者监护、远程医疗及 120 急救等。

（二）医疗物联网的应用

系统采用先进的独立频段的射频识别无线传输方式，不通过院内局域网，也不占用院内网络资源，提高了稳定性，还不影响其他医疗设备。现场安装无须布线，院内无须专设 24 小时开机的计算机，可以直接上传至第三方阿里云服务器，系统稳定，不死机、不断电。设备采用可拆卸式设计，方便后期校准和维护。

1. 患者身份匹配和监护管理系统

随着射频识别的高速发展和其显而易见的技术优越性，医疗医药行业也越来越多地应用于各个地方。该系统利用射频识别技术可以实现对住院患者和医护人员的自动身份识别、人员定位、电子导医、生命体征信息自动采集监视、电子化病房巡查、出入安全控制等新型医务服务和管理功能。具体包括以下子系统：

（1）患者身份匹配系统

患者在入院时即通过入院注册系统登记身份信息，佩戴唯一的电子标签腕带。对于有源射频识别标签，患者通过佩戴的电子腕带标签发出的信息能够随时被覆盖的无线射频识别探测网络侦测到，由医护工作人员通过工作台计算机随时识别到不同位置的患者身份信息。

（2）患者安全管理系统

利用射频识别电子标签能够在线侦测和远距离读取识别的特性，可以在患者腕带被非正常移除和脱落时提示监控台报警。患者在未经过许可授权而离开护理区域时，区域出入口的射频识别探测器将验证许可身份并向工作控制台报警提示，保障患者安全。

（3）患者生命体征数据采集和监护系统

利用射频识别的数据转储和传输特性结合微型患者体温测量探头，以及移动式体征监护设备，在射频识别接收器网络覆盖下，可以进行在线患者体征数据采集和监护管理，使患者在无人陪伴的场景下，也可以受到监护关怀，随时为医护人员提供患者的体征活动状况，及时处理应急救护需求。

（4）射频识别病房管理系统

利用无线网络覆盖和配置移动射频识别护士工作站，护理人员可以脱离护士台的电脑工作站的羁绊，在日常的移动工作中，随时随地在线操作使用信息管理设备，进行患者身份核对、资料调阅、位置跟踪、医护工作记录等一系列现场任务操作，摆脱传统的纸质登记及核查操作方式，实现移动现场医护操作管理，提高工作质量和效率。

射频识别腕带包含了患者姓名、性别、年龄、职业、挂号时间、就诊时间、诊断时间、检查时间、费用情况等信息。患者身份信息的获取无须手工输入，而且数据可以加密，确保了患者身份信息的唯一来源，避免手工输入可能产生的错误，同时加密维护了数据的安全性。患者可通过"射频识别腕带"在指定的读写器上随时查阅医疗费用的发生情况，并可自行打印费用结果，以及医保政策、规章制度、护理指导、医疗方案、药品信息等内容，从而提高患者获取医疗信息的容易度和满意度。

腕带还有定位功能，佩戴腕带的人再也不能偷偷溜出医院了。当有人强制拆除"射频识别腕带"或患者超出医院规定的范围时，系统会进行报警；佩戴带有监控生命体征（呼吸、心跳、血压、脉搏）并设定"危急值"的"射频识别腕带"，可24小时监控生命体征变化，当达到"危急值"时系统会立即自动报警，从而使医护人员在第一时间进行干预。而在医疗过程中，对患者进行的诸如检验、摄片、手术、给药等工作，均可以通过"射频识别腕带"确认患者的信息，并记录各项工作的起始时间，确保各级各类医护及检查人员执行医嘱到位，不发生错误，从而对整个诊疗过程实施全程质量控制。

2. 闭环管理

医疗物联网实现医疗过程的各个环节的闭合式管理，使每个环节的数据可视、质量可查。应用物联网射频识别技术的远程智能温湿度监测系统为医院检验科、实验室、药剂科的日常工作带来了改变，原本需要人工每天定时定点去测量温度和湿度，并登记到日志的工作，现在无须任何人工参与，并且通过监测终端定时采集的实时数据、历史数据、变化曲线等数据随时随地可查阅，更快捷、更精确、更高效。

3. 质量追溯管理

使用条形码对医用材料、药品进行质量追溯管理，可实现对医疗材料和药品的生产、流通、应用等各个环节的全程质量管理。引入电子标签，并与库存管理系统对接，可以管理药房与高值耗材。标签上可以实时显示库存量，有闪烁灯对取药进行指引，扫码取货后自动更改库存量，方便及时结算，提高工作效率。

4. 智能储血管理系统

将射频识别技术应用到血液管理中，可以实现非接触式识别，精确管理到每个血袋。可以减少血液污染，提高血液质量，提升发血效率。另外，可以实现多目标识别，提高数据采集效率。

5. 门诊移动输液管理系统

护士通过掌上电脑（PDA）扫描相应条码，确认核对信息；护士的手环上也会提示需要帮助的患者信息，以便高效及时地为患者服务，提高满意度；系统可以保证输液安全，减少工作强度；管理者还可以通过系统生成的报表，来考核护士的工作量及质量。

6. 输液监护感应系统

输液监护感应系统可进行信息核对，实现输液中的安全控制、控制监控滴速、显示剩余药量、进行异常情况报警，能有效减少护理差错和纠纷的发生，提高患者的满意度，提升医院的社会效应。

7. 物联网技术在手术室的管理应用

（1）手术室物资管理系统

①医疗设备和医用器材管理

手术室医疗设备和一次性医用器材种类繁多，很多精密设备价格昂贵、使用率较高。这些昂贵的医疗设备和医用器材在使用之后经常会发生未归位及功能受损状况，缺乏有效的追踪，会导致手术不能顺利进行，影响手术结果。

②应用物联网技术对医疗设备和医用器材进行定位管理

在这些设备和器械上配有射频识别标签，每台设备上都附有射频芯片，记录设备基本信息及每次使用、维护、维修、巡检的相应记录，对设备所在的位置及使用状况进行实时监控，从而对医疗设备进行智能化管理，提高医疗设备及医用器械的使用率，提高手术室的医疗服务质量。

（2）无菌器械包的管理

传统手术室的无菌库房及器械库房都设有专人管理，管理人员要全面了解库房物品的摆放，各类物品的数量及编号、有效期，这种单纯依赖管理者的记忆及体力劳动的库房管理方法，缺乏足够的监控管理，时有手术器械消毒不严格、器械包超过消毒有效期、消毒标签污染和进入手术室造成交叉感染的事故发生，会造成医疗安全隐患，已不能适应现今的手术室管理。

国家卫健委明确规定，医疗用品消毒灭菌应建立清洗、消毒、灭菌操作的过程记录并实现可追溯性。采用物联网技术，对每个手术包配有一个条码标签，采集和存储手术包流程的属性信息，主要包括手术器械种类和编号、数量、包装人员编号、包装日期、消毒日期、发放日期、手术包位置等。系统可即时生成一份包含所有器械包的详细信息清单，并对器械包的存放、使用、流动状态实行监控。

物联网技术的应用可以最大限度地控制和消除器械包的安全隐患，便于相关感染事故出现后的追溯，从而极大提高了管理者的工作效率。

（3）高值医疗耗材管理

近年来手术中使用的"高值医疗耗材"越来越多。传统的手术室设有储藏库，高值耗材分类、分科放置且上锁。早交班过后，巡回护士根据手术名称和手术医师习惯自行拿取，无相关记录，会造成高值耗材的过期和流失。运用物联网技术对手术室的高值耗材进行管理，建立二级库，手术中需要的高值耗材均以备货形式存放在手术室二级库房。库房中建立物资系统字典库，系统字典库中，每一种高值耗材均对应唯一条形码。专科巡回护士根据择期手术和急诊手术的需要，配备当日手术所需物品，扫码领取并保管。每台手术使用的耗材种类及数量，均由巡回护士在手术间的电脑收费系统扫描条形码来完成计费。

（4）医疗废物追溯管理

随着外科医疗技术的发展，手术室医疗废物数量及种类不断增加。手术室是控制医院感染中最重要、最核心的环节，做好手术室医疗垃圾管理能有效降低医院内感染发生率。传统手术室废物管理存在的缺陷有：生活垃圾和医疗垃圾混放；锐器处置不当，造成锐器伤；医疗垃圾在科室内存储时间过长等。有效监管手术室内部医疗垃圾的收集储存，以及医疗垃圾处理交接过程的可追溯等一系列问题，都是手术室必须加强管理的重要环节。

二、智慧药房

物联网作为一个目前被广泛认知的引领未来经济创新转型发展的领先技术，无论在国外还是国内，都已经开始在信息化变革和人工智能管理开发领域不断实现新突破。基于现代物联网技术的智能药房建设项目，是医药商业经营新模式和医院管理创新的探索与融合。基于现代物联网技术，通过相关智能化设备和信息化技术，对医院院内药品、医疗耗材等相关产品从生产环节到流通环节再到医疗机构进行监管，是以医院物联网智能化集成为核心，贯穿医药供应链全过程的动态跟踪智能化集成服务项目，主要由物流物联网运行平台、医院物联网运行平台和健康产品电子商务平台三个平台的建设构成。目前，比较成熟的项目是由国药控股总公司推荐的项目。

（一）物流物联网服务平台

物流物联网服务平台的核心是利用现代物流和物联网技术，实现对药品从生产药厂到物流仓储，直至各类医疗机构和零售药店等药品使用终端的药品仓储及运输过程中的智能化识别、跟踪管理，建立了基于物联网技术应用的现代化的物流物联系统，包括中央控制系统和波次调度系统。通过系统控制和调度，实现对物流操作过程的全过程监控和控制；冷链管理已经实现了冷链仓储的安全可溯源管理，未来将继续开发冷链运输过程中的安全可溯源管理；通过光感智能读取、车辆定位系统等技术，实现对在途运输过程中的温湿度跟踪和监管。

（二）医院物联网服务平台

医院物联网服务平台的核心是利用现代物联网技术，实现对医院药品及医疗物资的智能化识别、跟踪和管理，包括对射频识别技术产品及电子标签、智能药架、智能药柜等医院院内药品流转各环节需要的智能设备的开发应用。通过物联网智能化平台与医院自有的医院信息系统、医院资源计划系统实现无缝连接，完成医院药品和医疗物资管理信息系统的全面集成，全面提升医院信息化管理水平，实现医院提升管理效率，降低管理成本的目标，支持医院进行信息化辅助决策。

一是在途管理利用物流物联网平台技术，利用 GPS 定位系统全程监控药品在运输过程中的位置、路线及停留时间。通过光感智能读取，管理药品运输交付过程中的温湿度情况，实现对在途运输过程的跟踪、监管，确保质量安全和管理安全。

二是智能药库延伸服务通过医院物联网平台技术，使药品在流转环节实现全程可追溯。同时每个流转环节在软件系统控制基础上，使用一系列智能设备提高药品流转环节的安全性，医药流通配送商也会将服务延伸至院内药品临床使用消耗之前，提升药品管理水平，有效降低药品库存和管理成本。

三是智能门诊药房延伸服务通过医院物联网平台技术，采用安全库存量设置、由系统自动生成药房最佳请用量；在发药环节，患者一旦交费，信息关联到智能药筐→药师处方审查确认→自动导航车按处方拣选药品→分包装采用自动摆药机分装包药→完成药篮需求药品自动调剂→通过扫描处方显示购药患者信息→通知取药，实现"药等人"服务模式。

（三）实现智能药房和医院零库存的现实意义

在我国推进新医改进入以公立医院改革为核心的攻坚时期，基于现代物联网技术的医药供应链智能化集成服务项目，对于实现新医改关于公立医院聚焦"四个分开"模式改革的目标具有较强的时代意义，将对新医改方案关于医院药品、耗材供应管理模式创新探索具有突破性的意义，物联网集约化服务平台运行下的医院物资采购成本将更低，物资管理将更加有效。基于现代物联网技术的医药供应链智能化集成服务项目，通过推动公立医院的信息化建设，促进医院传统管理模式创新突破。

三、医疗物联网的未来

物联网作为当前最具潜力的新兴技术，产业门类众多、产业链条长、发展空间巨大。医疗卫生领域是典型的物联网行业应用领域，也有广阔的发展空间。医疗服务需要借助物联网等先进技术实现向人性化和主动化等服务模式的转变，以更好地提升患者的服务满意度，提升医疗机构的管理水平、服务能力和服务质量。物联网技术越来越多地运用于医院的各个领域和环节，将成为一种必然，医院将由"数字化医院"时代向融智慧健康、智能医疗、感知医院为一体的"数字化物联网智慧医院"时代发展。

（一） 物联网与物联网医院

物联网具有互联网特征、识别与通信特征及智能化特征，即具有自动化、自我反馈与智能控制的特点。物联网技术在医院的应用已经超过 10 年，但应用水平低、应用视角窄。"物联网医院"的提出是基于物联网技术在医院广泛使用的前景，将信息传感设备，如无线射频识别装置、生命体征监测设备、红外感应器、温湿度传感器等种种装置安装到医院的各种物体、设备、设施和环境，包括人体，与医院局域网、WLAN、广域网等结合起来，结合各种物联网技术，融入医院大规模开放式一体化的医院信息系统，应用于医院患者管理、员工管理、设备管理、环境监测与管理等领域，转变医院运行和服务模式，提高整体运行水平和效率。物联网技术在医院的应用是一个循序渐进的过程，由简单独立的单系统应用，到系统的集成融合，实现物联网技术的任意定制和接入的应用，最终融入区域物联网共性平台，实现无缝隙的医疗机构间及社会的物联网。

（二） 物联网技术在医院应用的价值

物联网在医院的应用可以让患者、员工和医院管理者共享物联感知成果，提升医院数字化整体发展和管理水平。其主要价值体现在以下四个方面：

1. 创新服务模式，为居民享有高品质医疗卫生服务提供保障

借助基于物联网的健康管理云平台，医院的医疗卫生和健康服务更贴近城乡居民。居民可以方便地通过网络查询自己的健康档案，了解个人健康状况、历次就诊和医学检查记录、预防保健服务安排以及各项医疗卫生服务程序，做到"心中有数"。同时，通过部署基于物联网的生命健康信息采集终端，可以使居民在家庭中得到持续、快捷、优质的医疗服务，使公众能够更好地感受到物联网技术带来的"健康无时无处不在"的关爱。

2. 拓宽服务边界，增强系统融合，提升服务能力

基于物联网的医疗健康管理云平台等的应用，远程的健康监测与管理能够扩大卫生机构医疗服务的半径，实现向新型无边界医院的转型。开展数字医疗创新服务模式，实施远程健康监护、远程咨询会诊、慢性病跟踪监控等服务，使有限的医疗资源发挥更佳的运行效能。

3. 提高效率，提升效能

采用移动医疗技术，可以使医护人员随时查询患者的相关信息，可以对医疗流程的关键环节进行有效控制，加快医疗流程的运转速度、提高医疗护理质量，确保医疗安全、提高工作效率、提高患者满意度。基于 5G 的一系列应用，使"千里眼、顺风耳"成为现实。重症监护室、抢救室等患者的实时自动监护，可实时自动记录重症患者重要参数，可实现对各参数的监督报警，缩短了诊断和治疗时间，提供更安全的医疗。

4. 医院管理"四化"

医院管理"四化"是医院管理迈向精细化，医疗服务迈向人性化，医院环境控制迈向自动化，医院整体运行迈向智能化。如消毒供应中心运用物联网技术进行信息化管理，不仅使工作更加高效、准确、便捷，还可做到无纸化作业，对有效控制再生手术器械感染的发生可起到重要作用，同时可以方便地进行过程追溯，甚至可以自动感知记录消毒物品的消毒时间和温度；具备跟踪定位、呼叫、对讲、体温监测等功能的新型腕带的应用，可提高对患者的安全管理水平。

物联网在医院的应用价值明显，可提高工作效率，提高医院精细化管理和安全管理水平、提高服务品质、控制医疗缺陷、拓展服务时空。物联网技术发展迅猛，要使物联网技术更好地为医院患者和医院管理服务，需要我们适应时代发展重新审视、部署、规划医院的信息化建设，不断探索创新，打造智慧型"物联网医院"，为进一步改善医疗服务和大众健康做出贡献。

第三节 "互联网+医疗健康"业态的应用创新

一、"互联网+医疗健康"关键技术及应用

(一) 移动互联网技术及其应用

移动医疗无处不在的网络将医疗行为的各个环节和链条有机地连接在一起，形成医疗全过程的闭环管理。任何过程和环节发生问题都可以及时发现和控制，

如医疗质量闭环管理、检验检查的闭环管理、医用耗材的闭环管理等。

移动医疗的数据传输、数字识别、信息共享技术，取代了或部分取代了以往人工的操作，大大提高了工作的效率，例如移动查房、移动咨询、会诊、移动随访、移动护理，以及移动体征采集仪器对患者条形码的识别，体温、脉搏、血压等的传感采集。

利用手机的移动预约、查询、导航、支付、取药等功能，方便患者就医，有效缓解门诊"三长一短"的问题，改善就医体验。

使用可穿戴设备终端实时采集血压、血糖、心率、体温等健康数据，上传至云平台存储分析，再由专业人员提供动态的健康咨询、筛查、预防、监护和干预服务。

通过传感设备、手机 APP 和服务平台，使慢性病患者得到了持续的病情监控，包括用药疗效、副作用等的监控，以及即时的评价、指导。

（二）医疗云技术及其应用

医疗云是指在云计算、物联网、4G/5G 通信及多媒体等新技术的基础上，结合医疗技术，旨在提高医疗水平和效率、降低医疗开支、实现医疗资源共享、扩大医疗范围，以满足广大人民群众日益提升的健康需求的一项全新的医疗服务。云服务的"聚合"，包括 CPU、存储、网络在内的所有硬件、软件，以及数据、计算能力、信息技术构架与服务，这些整体的提供，构成了云端服务的信息技术体系。单从数据方面看，医疗云端服务可以理解为随时存取的医疗数据信息银行，计算和存储是其重要的组成部分。

1. 医疗与概述

医疗云是互联网上的在线医疗卫生服务的平台，所有与在线医疗卫生服务相关的个人、设备、机构和资源都应该能够接入医疗云，一方面为医疗云提供资源和服务，另一方面从医疗云获取资源和服务。医生通过医疗云向患者提供健康咨询、保健指导、疾病管理、在线问诊、在线下达医嘱和电子处方等服务；获得医疗 APP 使用、电子病历和健康档案查询、可穿戴设备数据查询、第三方服务商等的资源服务；接受卫生管理部门、医院、诊所和医保机构的监管。患者在医疗云获得医疗 APP 使用、健康咨询、保健指导、在线问诊、疾病管理、诊疗预约、移动支付、药品配送等服务；向卫生管理部门、医院、诊所、医生提供个人健康档案、日常保健记录、可穿戴设备数据等。医疗 APP 医疗云向医生和患者的智能手机推送消息，在 APP 上进行各类在线医疗服务操作；APP 向医疗云发送医生和患者的操作数据，由医疗云做进一步处理，并返回 APP。电子病历向医生和患者提供电子病历的查询服务。健康档案向医生和患者提供居民健康档案和个人健康档案的查询服务；获得患者最新的诊疗记录、可穿戴设备数据，并归档更新原有的健康档案。第三方服务商包括互联网企业、网络电商等，可为医疗云提供相关服务，包括云平台建设与维护、平台集成、电商服务等。卫生管理部门负责医疗云在线医疗服务的监督和管理，包括制定有关标准、规范，对医疗云的相关业务和服务进行监管，在线医疗服务质量和信息安全管理等。保险、银行为医疗云的在线医疗服务提供移动支付、医疗保险等服务。保险公司可以通过医疗云监管在线医疗服务质量，保证保险费用的合理支付。药房为患者提供用药咨询、药品配送等服务；医院、诊所可以通过医疗云拓展院前、院后服务，例如预约挂号、分级转诊、移动支付、结果查询、院后随访、服务评价等，还可开展药品设备采购等业务。较有代表性的云平台有杭州联众的医疗云平台。

2. 医疗云服务

（1）医疗云资源

医疗云汇集了包括医疗资源在内的各种医疗卫生相关资源，并实现所有在线资源的实时共享和交互。医生、患者、医院、药房、移动终端、医疗 APP、可穿戴设备、电子病历和健康档案、第三方服务商、卫生管理部门、保险公司、银行等都是医疗云的资源，它们既为医疗云提供资源，也接受医疗云提供的服务。

①连接医生与患者

在传统的医疗模式中，患者结束门诊或出院后，医生与患者保持联系的并不多，往往是随着诊疗结束，医生与患者的联系也就终止了。在互联网的在线医疗新模式下，医生与患者通过医疗云、手机 APP 或社交软件可以实现随时随地连接，大大增强了医患的黏合度，成为云中的"私人医生"和家庭医生。一是技术的进步，二是"互联网+医疗健康"生态环境，同时也让医生留住了更多的患者。

②连接医疗机构

虽然各级医院都建立了信息系统，但医院之间的互联互通程度并不高，患者在一家医院的住院记录，在另一家医院却看不到。在一家医院做了CT检查，到另一家医院还要再做一次。医疗云为区域内各级医院等医疗机构提供了开放式的接入平台，一方面实现诊疗数据共享、检查检验结果互认，另一方面实现流程互通、业务协同。数据共享实现了患者在一家医院的诊疗记录（电子病历、医学影像、检验结果、病理结果、手术记录等）可以为该患者在区域内其他医院（包括网上医院）就诊时提供参考。

③连接医疗过程

一个完整的医疗过程往往由若干环节组成。例如，门诊就医过程从预约挂号到取药回家，一般需要经历预约挂号、候诊、初诊、交费、检查检验、复诊、交费、取药等多个环节。在传统的医疗流程或模式里，患者往往需要在医院门诊的挂号、收费、诊室和药房之间来回穿梭，甚至奔走于不同的楼层或不同的楼宇之间，还得排队等候。但在医疗云模式下，上述环节的信息无缝连接替代了患者的穿梭奔走，实现了"让信息多跑路，患者少跑腿"的目的，使患者获得良好的就医体验。随着医疗云资源的丰富，连接过程将更加顺畅和完整。同时，通过连接实现医疗过程的闭环管理，控制过程和环节质量，达到保证诊疗质量的目的。当平台的智能监控系统发现患者数据出现异常时，立即通知值班医生进行紧急处理。通过连接实现质量闭环管理，在未来的在线医疗新模式中将发挥重要的作用，这是传统医疗模式所无法实现的。

（2）医疗云信息

提供信息是医疗云最基本，也是最重要的功能。医疗云端资源包括各种医疗健康信息、医疗远程诊断及会诊信息、远程监护信息、健康宣传和教育信息。医疗健康信息主要包括健康档案、电子病历、预约挂号、电子处方、电子医嘱，以及医学影像文档、临床检验信息文档等。整合建立一个完整的数字化健康信息，并将健康档案通过云端存储，便于作为今后医疗的诊断依据，同时可以作为其他远程医疗、医疗教育信息的来源等。云医疗健康信息是之后的云医疗远程诊断及会诊、远程监护和云医疗教育的基础。

（3）医疗云诊疗

充分利用最新移动通信技术来提供一个易于灵活通信，医疗数据交换、传输、存储和检索的手段，使得远距离的患者和医生之间的沟通成为可能，从而实现远程诊断。在边远地区及社区门诊，通过云医疗远程诊断及会诊平台，在医学专家和患者之间建立起全新的联系，使患者在原地、原医院即可接受远地专家的会诊并在其指导下进行治疗和护理，可以节约医生和患者大量的时间和费用。运用云计算、4G/5G通信、物联网及医疗技术与设备，通过数据、文字、语音和图像资料的远距离传送，实现专家与患者、专家与医务人员之间异地"面对面"的会诊。当下移动医疗APP已达数千款，治病流程中的挂号、问诊、买药、支付等各个环节都有众多企业在布局，其中一些较为优质的应用平台注册用户与医生数量更是在飞速增长。

（4）云支付

云支付是将支付应用的交易凭证等关键信息放在云端，用户支付前通过手机银行、数字钱包等手机客户端从云端下载交易凭证，然后利用近场通信技术在非接POS机上完成闪付交易。用于医疗的云端支付功能，通过移动技术连接医院、患者、银行三者间的金融生态链，让医院与患者融入互联网金融体系。云端支付服务内容包括预存医疗费用、缴纳预约挂号费、缴纳药品检查检验治疗费用、费用明细查看及退费等功能，同时与医院原有信息系统进行对接，并接入第三方支付平台，从而实现预约、获取诊疗服务、支付费用、缴费提醒和收费后反馈等支付信息的闭环体验。

（5）云药房

线上询诊与线下连锁药店结合将形成O2O闭环服务模式。患者在询诊后医生通常会推荐相应药品，在线医生在推荐药品后会在页面中显示药品说明及售价，用户点击下方购买按钮即可立刻购买指定药品，还提供送药到家的便捷服务。根据我国《互联网医疗卫生信息服务管理办法》和《互联网药品交易服务审批暂行规定》等规定，一些大型连锁药店可通过获得互联网药品交易服务机构资格证书进行网上药品售卖，但仅可售卖非处方药。

（6）医疗云服务的优势

①数据安全利用：云医疗健康信息平台中心的网络安全措施，降低了数据丢失的风险；利用存储安全措施，使得医疗信息数据定期进行本地及异地备份，提高了数据的冗余度，使得数据的安全性大幅提升。

②信息共享：将多个区域和部门的信息整合到一个环境中，有利于各个部门

的信息共享，提升服务质量，帮助流水线各个环节的数据互通，并更有效地运转。未来健康医疗服务的就医场景，将完全依赖互联网、移动医疗及强大的数据支撑，真正解决看病贵和看病难的问题。

③动态扩展：利用云医疗中心的云环境，可使云医疗系统的访问性能、存储性能、灾备性能等进行无缝扩展升级。

④覆盖全国：借助云医疗的远程可操控性，可形成覆盖全国的云医疗健康信息平台，使得医疗信息在整个云内共享，惠及更广大的群众。

⑤节省建设费用：几乎不需要在医疗机构内部部署技术，前期费用较低。

二、"互联网+医疗健康"业态的创新——互联网医药物流新模式

"技术+市场+政策"三股合力正悄然改变行业生态。医疗体制决定了公立医院的垄断地位，随着医改政策的不断出台，医药行业不得不发生变化。采取多种形式推进"医药分开"，破除以药养医，实施"药品零差价"销售、限制药占比、临床路径管理等措施使药品成为医院的成本而非利润来源，促使药品流向社会零售药房，逐步实现市场化，最终能够自由流动。

（一）移动医疗企业如果只做部分线上业务赚钱不容易，很难维持和发展

一是现行的供求矛盾，毫无疑问使得医生，特别是优秀的医生成为稀缺资源，他们是所属医院的骨干力量，是社会医疗市场的抢手货，在行业中处在较强势的地位。由于现行的医疗服务价格很低，而医院的主体和核心力量又是医生，医院对医生的严重依赖以及资源的倾斜，使得大多数医疗机构很难从医生所提供的服务上赚到钱。移动医疗企业也一样，除了医药电商盈利模式清晰外，目前移动医疗行业里面常见的业务，如挂号、在线咨询、远程医疗、在线会诊，看似业务完整闭环，但盈利模式并不清晰。从中长期来看，只有政府放开医生的服务价格，由市场进行调节，移动医疗企业才实现盈利，但意图通过大量患者来提升医生的溢价能力从而形成盈利的运作，可能竹篮打水———一场空。移动医疗企业即使花了大量精力把钱从患者手中拿到，也不得不为了讨好医生能在其平台上更卖力地服务，把大部分钱补贴到医生手中。理想情况下，一支运营能力很强的团队

能通过线上医疗服务收入平衡大部分企业运营费用已经是相当成功的了。

二是在纯在线模式的移动医疗的服务闭环中，移动支付由于具备便捷性、容易构建场景化消费、使用频率高、适用范围广等特点，与传统线下支付相比也有不少独特优势，通常被认为是链接线上和线下业务的关键入口。目前，医保和新农合支付占大头，医保作为医疗费用支付最重要的手段，还不能在医院、药店实行移动终端的支付，就是横在移动医疗面前的一座大山。就比较便利的自助服务而言，不能进行医保支付就根本没有实现医院的"全流程改造"，更没有真正实现高调宣扬的"一卡通"。只有医疗在线支付打通个人支付和医保支付，才能整体盘活移动医疗业务。

（二）互联网支付已经从一个简单的工具走向各行业的应用

工商社会经济为先，互联网金融向各行业的许多环节渗透是必然的。医院是主要的渗透对象，这是资本的属性和科技的进步所决定的。对于推动经济社会进步的一大动力——金融，让我们来看看互联网金融在推动行业和社会进步方面有哪些深水炸弹。

一是给传统的金融垄断带来恐惧，推动其进行变革。

二是打破了传统金融机构的垄断，有利于破解小微企业融资难于上青天的困局。信息技术的发展以及互联网的广泛普及，使得更多的企业有能力进入金融领域。很多电子商务企业及互联网公司不断推出创新金融产品，改变了银行独占资金市场的格局，改变了银行传统信贷单一供给格局，打破了传统金融机构间的竞争壁垒。

三是金融领域创新加速，不断涌现新的金融产品、服务模式及商业模式，也要求金融监管部门创新金融监管手段与模式，防范新的金融风险。传统金融机构及监管部门的改革，有利于加强影子银行监管。

四是不断丰富金融的新业态、新服务与新模式。互联网金融加速创新，从最初的网上银行、第三方支付，到最近的手机银行、移动支付等都体现了金融与互联网的协同与融合创新。更有"地震效果"的是，民间借贷也开始合法化，线上各类融资平台不断涌现，"智慧金融"也由概念开始走向市场。目前很多基金公司、保险公司也开始尝试通过电商网销、社交网络，甚至是微信平台等推广自己的品牌或是销售产品。

五是基于社交网络的金融产品与服务不断涌现，互联网金融加快了金融产品模块化和标准化进程，同时也拓展了金融市场参与的主体范围，市场参与者更为大众化。企业家、普通百姓都可以通过互联网进行各种金融交易，风险定价、期限匹配等复杂交易都会大大简化、易于操作，有利于吸引广大民众参与金融，使得金融产品能更好地满足市场需求。改造医疗市场是必须和必然的事情。

三、"互联网+"时代医院管理创新

（一）"互联网+医疗健康"时代的"医院梦"

1. 明确院长责权，落实公立医院经营管理自主权

当今中国医疗体系中，大部分顶级三级医院都是各大高等学府的附属医院，院长的选拔、管理、权力等都比较混乱，所以，明确院长的选拔制度，建立现代医院法人治理结构是亟须探索之路。

（1）自主经营

在医院内部，要适应市场需求，推进管理体制和运行机制创新，实现自主经营。

①调整医院领导体制

不管是实行党委一元化领导，还是党委领导下的院长分工负责制，抑或是院长负责制，都会对医院建设发展起一定作用。但从整体上讲，院长、党委、工会三者的职能，相互制衡的作用机制不完善、权责不明确、作用强度不够，医院缺乏经营管理自主权和灵活性，没有成为真正的法人实体，缺乏经营效率和效益。

②实现独立自主经营

国有医院要克服对政府的依赖思想，适应市场需求，加强内部管理，实现独立自主经营。要改革人事制度和分配制度，建立职业化管理队伍，注重吸引和培养卫生技术与管理人才，提高人员素质和经营管理水平，健全内部组织机构、规章制度和管理办法，建立董事的生成与退出机制、报酬激励与约束机制，提高医院经营效率和效益。

（2）完善要素市场

在医院外部，改革旧有体制，转变政府职能，理顺产权关系，完善要素市场。

①体制改革内容

一是政府以出资人身份与医院建立明确规范的产权关系，实现所有权和经营权两权分离；二是国有医院按照法人产权的要求建立和完善治理结构，使之成为自主管理、自我发展、自我约束的法人实体。行政部门要根据区域卫生规划和分类管理的要求，合理布局设置政府开办的医院，重新界定政府卫生管理职责和作用。为促进医疗机构之间的公平竞争，政府就要切实推进依法行政和转变职能，明确定位中央、地方各级政府和各有关部门的卫生管理职责。政府的卫生管理职能要由"办医院"向"管服务"为主转变，治理结构要从人治走向法治，由直接干预转向宏观间接调控，不应再直接参与医院生产经营活动，改变医院与政府的行政隶属关系，使之成为市场经济条件下的平等协商关系，使医院能够根据市场需要自主组织医疗服务活动，扩大医院的经营自主权，真正成为独立法人实体，增强市场竞争的灵活性。

②综合管理医院

政府卫生监管手段也要靠由原来的单纯行政手段管理医院，变成通过综合运用规划手段、经济手段、行政手段和法律手段引导和管理医院。政府也可通过委托授权构建新型国有资产管理体制，改革卫生投融资体制，妥善解决国家与医院的产权关系。作为国有医院出资人的政府，享有出资人权利，如委任医院管理委员会或理事会，对重要行政管理人员任命的审核等。

③外部市场作用

要建立现代医院法人治理结构，必须考虑外部市场的作用，完善资本市场和人才市场这两大要素市场。在完善的资本市场上，资本可以自由流动，股东对于医院经营状况，就拥有用资本投票的权力，从而促使医院经营者不断改善经营状况，争取更多资本，包括民营资本，实现产权多元化。同时，资本市场的完善，使股东之间形成了较强的竞争性，多元化的投资渠道使股东不会过度集中，可以有效防止大股东为了自身利益侵害其他利益主体权益的行为。而人才市场若形成，医院可以根据自己的需要，自主挑选合适的人才，从而能对经营者起到一定约束作用。同样，各种人才也面临可挑选的医院，如果医院经营状况或实际股东与其他利益团体的分配制度不合理，便会造成医院人才流失，客观上对医院经营者和股东形成约束。

2. "互联网+医疗健康" 时代服务范围无边界化带来病源增长

卫生公共平台以及移动互联网医疗，打破了区域间医院间的壁垒，使信息、资源及能量很容易渗透扩散，它是组织边界模糊化并顺利运行的工具和技术推动力。这类工具使人们超越组织之间的界限进行交流。网络信息技术使医院的服务范围无边界化。如果信息化基础好、新的医疗模式和流程改造得好，管理运营、个性化服务做得好，那医院的病源范围将会扩大至市外、省外，乃至国外。

3. 患者依从性和黏性增强

医院业务接入互联网后，患者和医院之间信息不对称程度将大大减轻，患者无论在诊前、诊中还是诊后都能利用移动终端（手机 APP 等）获得相关的医学和业务信息，如就诊前的就诊须知消息和提醒信息，就诊队列的实时查询，诊中的随时随地的缴费功能及缴费后做相关治疗检查的指引信息，诊后的复诊、咨询和随访。这些将使患者在整个就医过程中得到很多相关的资讯信息，提升其就医的体验效果，从而使患者感觉到医院服务水平的提升，那么患者需要再次到实体医院检测治疗时大多会首选上次就诊的医院，成为其 "忠实客户"。

(二)"互联网+医疗健康" 时代的 "医生梦"

1. "互联网+医疗健康" 时代医生的优势

在整个 "互联网+医疗健康" 生态体系中，医生是医疗服务的主要提供者，是医疗团队的主体；其实，古今中外，不管是什么时代，不管医院建筑如何改变，医疗模式和就医流程如何改变，患者去医院主要是冲着医生去的。互联网技术可以减少与医生面对面的直接接触，或者使患者与医生直接接触的机会和时间大大减少，但是临床医生的作用是无可替代的（不管是专科医生还是全科医生）。名医、优质医生更是稀缺医疗资源，是医院、患者和市场的抢手 "干货"。

2. "互联网+医疗健康"时代医生的动力

（1）连接患者

"互联网+医疗健康"的特征之一是连接患者，更高的境界是连接一切。网上医疗平台可以更方便地让医生为患者服务；同时，让患者更方便甚至随时随地得到医生提供的服务。网上医疗平台提供了一条较好的沟通渠道，有利于增进有效沟通，有助于医生与患者构建良好的医患关系。

（2）分流患者

远程会诊系统或网络平台是助力分级诊疗新政落地的新技术支撑，有利于分流患者或进行双向转诊。网上诊疗可以解决大部分复诊患者和会诊问题，尤其是慢性病的管理，可以有效地缓解三级医院拥挤和看病难的困境。

（3）迅速提高知名度

在网络上咨询和查找医疗知识的需求非常巨大，随着患者素质、要求和标准的提高，找对的医院、对的专科和对的医生成为常识和习惯，网上医疗的需求更旺盛。医生在网络平台上的良好表现很容易就可以接触到更多的患者，并在网络上快速传播开来，知名度迅速提高。这也是互联网的特征和优势。"互联网+医疗健康"，可以助力医生多点执业，网络可以迅速传播医生的良好表现，有利于体现医生的真实价值。

参考文献

[1] 朱福，葛春林. 智慧医院体系构建与实践 [M]. 上海：上海科学技术出版社，2023.

[2] 赵丽，陈熙婷. 智能时代的财务管理及其信息化建设 [M]. 汕头：汕头大学出版社，2023.

[3] 崔师玉. 现代传染病治疗与管理 [M]. 青岛：中国海洋大学出版社，2023.

[4] 陈英耀，魏艳，明坚. 医学新技术转化应用模型构建及实证研究 [M]. 上海：复旦大学出版社，2023.

[5] 潘美恩，廖思兰，黄洁梅. 医院档案管理与实务 [M]. 长春：吉林科学技术出版社，2022.

[6] 柴建军. 现代医院后勤管理实务 [M]. 北京：研究出版社，2022.

[7] 林青. 公立医院采购管理实务 [M]. 武汉：华中科技大学出版社，2022.

[8] 陈娟. 整体思维下公立医院审计管理研究 [M]. 南京：东南大学出版社，2022.

[9] 卢文，张延红，陈永利. 新形势下医院财务管理与创新研究 [M]. 长春：吉林科学技术出版社，2022.

[10] 张鹭鹭，李士雪. 医院管理学概论 [M]. 北京：中国协和医科大学出版社，2022.

[11] 师庆科，王觅也. 现代大型综合性医院大数据平台建设与应用探索 [M]. 成都：四川科学技术出版社，2022.

[12] 黄远湖. 智慧时代医院建设新思维 [M]. 南京：江苏凤凰科学技术出版社，2022.

[13] 翟运开，陈保站. 智慧医院技术创新和产业生态构建 [M]. 北京：机械工

业出版社，2022.

[14] 王一方，张瑞宏. 医院文化［M］. 北京：中国协和医科大学出版社，2022.

[15] 柴建军. 应对公共卫生事件的医院后勤保障实务［M］. 北京：研究出版社，2022.

[16] 杜萍，路绪锋，李凤萍. 医院管理伦理［M］. 上海：复旦大学出版社，2021.

[17] 张蔚. 现代医院文档管理［M］. 西安：世界图书出版西安有限公司，2021.

[18] 刘益民. 加强公立医院医德医风建设与管理思考［M］. 汕头：汕头大学出版社，2021.

[19] 郝敏. 医院图书馆的建设与管理研究［M］. 长春：吉林人民出版社，2021.

[20] 孙璇，王雪芬，范慧. 医院护理技术及护理管理［M］. 武汉：湖北科学技术出版社，2021.

[21] 安秀丽. 公立医院全面预算管理实务［M］. 哈尔滨：黑龙江科学技术出版社，2021.

[22] 张丽华，蔡林. 医院运营管理方法、实践、案例［M］. 武汉：湖北科学技术出版社，2021.

[23] 张侃，耿捷. 现代医院管理软件学［M］. 西安：西北大学出版社，2021.

[24] 陈锦珊. 医院制剂管理与合理使用［M］. 福州：福建科学技术出版社，2020.

[25] 方福祥. 预算重构基于医院战略的精益管理［M］. 北京：中国协和医科大学出版社，2020.

[26] 刘乃丰. 医院信息中心建设管理手册［M］. 南京：东南大学出版社，2020.

[27] 阳桃鲜，李微. 医院质量管理之 QCC 实战精选［M］. 昆明：云南科技出版社，2020.

[28] 杨思进. 医院感染重点部门风险管理实用手册［M］. 成都：四川科学技术出版社，2020.

[29] 陈梅. 医院后勤管理标准建立与新技术应用［M］. 上海：同济大学出版

社，2020.

[30] 彭飞，王世英. 医院感染防控新标准解读［M］. 上海：上海科学技术出版社，2020.

[31] 陈梅. 医院感染预防与控制［M］. 天津：天津科学技术出版社，2020.

[32] 吴兆玉，陈绍成. 实用医院医疗管理规范［M］. 成都：四川科学技术出版社，2019.

[33] 王以朋，胡建平，张福泉. 医院流程管理与信息化实践［M］. 北京：中国协和医科大学出版社，2019.

[34] 莫求，王永莲. 医院行政管理［M］. 上海：上海交通大学出版社，2019.

[35] 张建忠. 医院物理环境安全规划、建设与运行管理［M］. 上海：同济大学出版社，2019.

[36] 曹茜. 医院科室管理中领导行为的影响机制研究［M］. 长春：吉林大学出版社，2019.

[37] 杨思进. 医院医联体建设与管理［M］. 成都：四川科学技术出版社，2019.

[38] 王兴鹏. 现代医院 SPD 管理实践［M］. 上海：上海科学技术出版社，2019.

[39] 李章勇. 医院经营管理一本通［M］. 天津：天津科学技术出版社，2019.

[40] 李菲菲. 医院护理质量管理常规［M］. 长春：吉林科学技术出版社，2019.

[41] 宋世贵. 医院护理工作管理规范［M］. 成都：电子科技大学出版社，2019.

[42] 宋芝芳. 实用医院感染管理工作指南［M］. 长春：吉林科学技术出版社，2019.

[43] 阚瑞宏. 现代医院人力资源管理探析［M］. 北京：航空工业出版社，2019.